AF326808

MICROBES

ET

MALADIES

PAR LE

Dr J. SCHMITT

Professeur agrégé à la Faculté de Médecine de Nancy

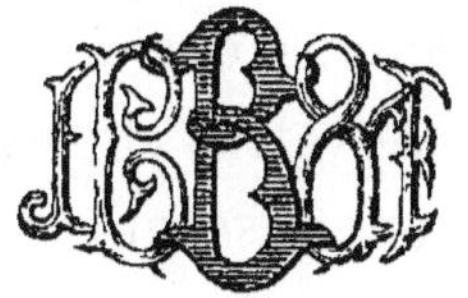

PARIS

LIBRAIRIE J.-B. BAILLIÈRE ET FILS

19, RUE HAUTEFEUILLE, près du boulevard Saint-Germain

—

1886

Tous droits réservés.

LIBRAIRIE J.-B. BAILLIÈRE ET FILS
Rue Hautefeuille, 19, près le boulevard Saint-Germain.

BIBLIOTHÈQUE
SCIENTIFIQUE CONTEMPORAINE

Format in-18 jésus. Prix : 3 fr. 50 c.

La *Bibliothèque* dont nous commençons la publication s'adresse à tous ceux qui désirent ne pas rester étrangers au mouvement scientifique de leur époque.

Les questions d'actualité seront présentées avec les développements en rapport avec leur importance, et débarrassées des formules techniques; les nouvelles découvertes et les nouvelles applications de la science seront exposées à mesure qu'elles se produiront; souvent même les recherches originales seront vulgarisées par leurs auteurs.

Ménager le temps du lecteur, et lui présenter ce qu'il a besoin de connaître sous une forme con-

ENVOI FRANCO CONTRE UN MANDAT POSTAL

densée et attrayante, tel est le but que se proposent les auteurs qui ont bien voulu nous promettre leur concours.

Dans le cadre de cette Bibliothèque seront comprises toutes les sciences physiques, chimiques, naturelles et médicales.

Nous commençons la série par l'étude des *Microbes*, cette question mise à l'ordre du jour non seulement dans la science, mais encore dans la littérature, la conversation et les Revues.

Volumes sur le point de paraître :

LA COLORATION ARTIFICIELLE DES VINS par les dérivés de la houille, par M. CAZENEUVE, professeur à la Faculté de Lyon.

LE SECRET MÉDICAL, par M. P. BROUARDEL, professeur à la Faculté de Paris.

LA PHOTOGRAPHIE EN VOYAGE.

LA GALVANOPLASTIE.

LA VIE AU FOND DES MERS.

LA CHIMIE DE L'ALIMENTATION.

L'ÉLECTRICITÉ A DOMICILE.

MICROBES

ET

MALADIES

PRINCIPALES PUBLICATIONS DU MÊME AUTEUR

CONTRIBUTION A L'ÉTUDE SYMPTOMATOLOGIQUE ET THÉRAPEU-
TIQUE DU DIABÈTE SUCRÉ. (Thèse de doctorat, 1879.)

ATROPHIE GÉNÉRALISÉE; CIRRHOSE DE L'ESTOMAC AVEC DISPA-
RITION DES GLANDES A PEPSINE. (Rev. méd. de l'Est, 1881.)

NOTE SUR UN CAS D'HÉMICHORÉE ESSENTIELLE. (*Ibid.*, 1881.)

CANCER DE L'ŒSOPHAGE ET DE LA TRACHÉE. (*Ibid.*, 1882).

FORME FRUSTE DE LA SCLÉROSE EN PLAQUES. (*Ibid.*, 1882.)

CONTRIBUTION A L'ÉTUDE DES TUMEURS DU QUATRIÈME VEN-
TRICULE. (En collaboration avec le Dr P. Spillmann).
(Arch. gén. de méd., 1882.)

DE LA TUBERCULOSE EXPÉRIMENTALE. (Thèse agrégation 1883.)

Traduction et annotations des ÉLÉMENTS DE PATHOLOGIE,
par E. Rindfleisch, professeur à l'Université de Würz-
bourg. 1886.

MICROBES

ET

MALADIES

PAR LE

Dr J. SCHMITT

Professeur agrégé à la Faculté de Médecine de Nancy.

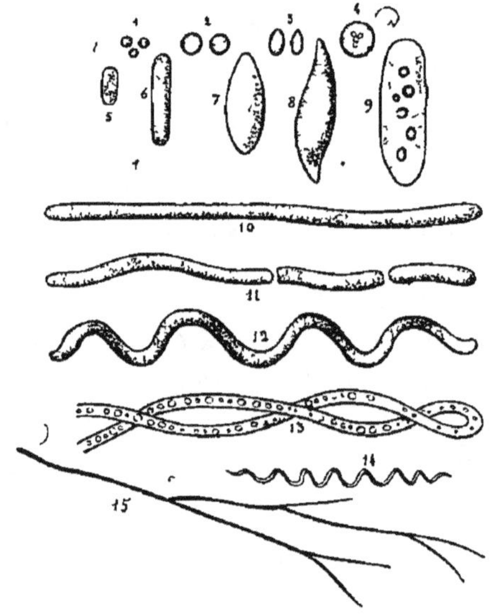

PARIS

LIBRAIRIE J.-B. BAILLIÈRE ET FILS

19, RUE HAUTEFEUILLE, près du boulevard Saint-Germain

—

1886

Tous droits réservés

PRÉFACE

———

Depuis un certain nombre d'années, une science nouvelle, la bactériologie, a su conquérir une place importante parmi les diverses branches de la médecine. Née d'hier, elle a déjà fait entrevoir, par d'indéniables résultats, tout ce que l'on en peut attendre, et les plus illustres parmi nos maîtres sont fiers de lui apporter chaque jour leur utile et importante contribution.

C'est qu'en effet la doctrine nouvelle tend à combler une vaste lacune et nous fournit sur un grand nombre de maladies les plus dangereuses, les plus redoutables de toutes, des notions complètement ignorées jusqu'à ce jour. La découverte des microbes et de leur rôle en pathologie a matérialisé l'agent mystérieux et inconnu qui, depuis des siècles, dominait toute l'étiologie des maladies infectieuses ; elle a remplacé par des faits tangibles les anciennes hypothèses sur la spécificité causale de ces affections ; elle a battu en brèche la doctrine de la spontanéité morbide naguère si généralement admise, et déjà l'hygiène, la prophylaxie, la thérapeutique luttent avec succès contre un ennemi d'autant moins terrible qu'il est mieux connu dans ses habitudes et son essence.

Sans doute, dans cette science qui n'en est guère qu'à ses débuts, bien des questions sont encore obscures, beaucoup sont à revoir. La relation des microbes avec les maladies infectieuses, si étroite, si évidente qu'elle paraisse dans un grand nombre de cas, a besoin, dans d'autres, de s'appuyer sur des preuves plus complètes et plus positives. Cependant, malgré les obstacles que lui suscitent chaque jour un enthousiasme exagéré ou une critique systématique, elle est basée aujourd'hui sur une somme de résultats acquis, et constitue un corps de doctrine brillamment exposée dans d'importants ouvrages. Mais si les détails de la bactériologie intéressent tout spécialement ceux qui se livrent aux importantes recherches de laboratoire, il n'est plus permis, je ne dirai pas seulement au médecin, mais à tout homme qui se flatte de quelque culture intellectuelle, de rester étranger aux principes sur lesquels elle s'appuie, ni aux conséquences qui en découlent.

Ce sont ces notions essentielles, élémentaires que l'on trouvera dans ce livre, qui n'est, d'ailleurs, que la reproduction des articles Zymotiques (maladies) et Microbes, du *Nouveau Dictionnaire de médecine et de chirurgie pratiques.*

Il comprend deux parties : la première est consacrée à l'étude des *microbes*, et a pour but de résumer d'une façon succincte ce que nous savons de ces infiniment petits dont tout le monde parle plus ou moins : la morphologie des bactéries et leur place dans la série des êtres, leur origine, les conditions de·leur vie, leurs modes de reproduction sont exposés dans les premiers chapitres. Nous avons cru devoir consacrer quelques pages aux principes sur lesquels s'appuie la technique de l'observation mi‐crobienne, aujourd'hui surtout où la recherche des microbes fait partie des procédés de l'observation clinique; puis vient l'étude de leur rôle dans la nature. Indifférents pour la plupart, il en est qui interviennent dans les phénomènes de la fermentation, d'autres sont curieux à étudier

en raison de leur pouvoir chromogène,
d'autres enfin attaquent l'homme ou les
animaux et sont pathogènes; ce sont ceux-
là surtout qui nous intéressent tout spécialement. Nous avons rapidement décrit ceux
dont le pouvoir morbifique est parfaitement établi, sans négliger pourtant ceux
pour lesquels la preuve n'est pas encore
complète; et nous terminons cette première
partie en cherchant à nous rendre compte
par quel mécanisme ces infiniment petits
peuvent produire dans l'économie de pareils désordres.

La SECONDE PARTIE est une étude générale
des *maladies zymotiques* ou *infectieuses*.
Appliquant à ces maladies les notions précédentes, nous avons cherché à y démontrer que la théorie microbienne explique la
plupart des caractères cliniques de ces affections et nous fournit seule les indications
d'une thérapeutique rationnelle.

Dans toute cette étude, nous n'avons pas eu la prétention d'innover; notre but plus modeste a été de résumer ce que nous ont appris les Pasteur, les Koch, les Cornil, les Liebermeister et tant d'autres dont les brillantes recherches ont en quelques années établi sur des bases certaines une médecine nouvelle. Ces maîtres nous pardonneront d'avoir osé glaner dans un champ qu'ils ont si richement cultivé et dont ils ont déjà tiré, pour le bonheur de tous, de si importantes moissons.

J. SCHMITT.

Juillet 1886

PREMIÈRE PARTIE

LES MICROBES

PREMIÈRE PARTIE

LES MICROBES

___

CHAPITRE PREMIER

DÉFINITION

La dénomination de microbes (μικρος βιος) a été proposée par Sédillot pour désigner des organismes infiniment petits, situés à la limite des deux règnes végétal et animal, uni-cellulaires, dépourvus de chlorophylle, de forme globuleuse ou allongée, rectiligne ou sinueuse, se reproduisant le plus habituellement par division transversale, quelquefois par des cellules germinatives ou spores endogènes, et se rapprochant par leurs affinités des algues et surtout des oscillariées.

Cette définition, qui est à peu de chose près

celle de Cohn, si peu rigoureuse, si peu précise qu'elle soit, résume les données élémentaires actuelles sur ces organismes microscopiques et nous semble pour le moment une des plus acceptables, en attendant que des recherches plus complètes et plus positives aient définitivement établi la place et le rôle des microbes. Pour montrer tout le chemin parcouru dans cette voie depuis un nombre peu considérable d'années, il nous suffira de citer la définition classique qu'on en donnait encore en 1868, au temps où Davaine, un de ceux qui ont le plus contribué aux premiers progrès de la science nouvelle, écrivait : On a donné le nom de bactéries à des infusoires filiformes dont le corps n'est point flexueux et dont les mouvements ne sont pas ondulatoires. Les bactéries constituaient à cette époque une classe dans les vibrioniens que l'on décrivait comme des animaux filiformes, extrêmement minces, sans organisation appréciable, sans organes locomoteurs visibles et se mouvant par l'effet de leur contractilité générale (1).

(1) Davaine, art. BACTÉRIES, in *Dictionn. encyclop. des Sciences médicales.* — Voy. aussi *Traité des Entozoaires,* 2ᵉ édition. Paris, J.-B. Baillière et fils, 1877, 1 vol. in-8.

L'histoire des fluctuations par lesquelles a passé l'étude des microbes se reflète pour ainsi dire dans les diverses dénominations sous lesquelles on les a désignés : animalcules, infusoires, microzoaires, ferments, monades, vibrioniens, micrococci, microphytes, microzymas, bactéries, schizomycètes, etc. De ces dénominations, les unes consacraient une erreur scientifique et ont été peu à peu abandonnées ; d'autres, ne s'appliquant qu'à certaines classes, à certains genres de microbes, ne peuvent pas servir de désignation générale. Aujourd'hui on n'emploie plus guère que les termes de bactéries (Magnin (1), Cornil et Babès (2), etc.) ou mieux bactériens, de schizomycètes (Naegeli et la plupart des auteurs allemands) ou mieux schizophytes (Cohn) et enfin de microbes. Ce dernier terme, qui a été adopté par un grand nombre d'auteurs français, ne vaut ni plus ni moins que les autres et ne doit sans doute sa fortune qu'à l'autorité de son inventeur. Quoi qu'il en soit, il a été consacré par l'usage, a passé dans le langage vulgaire, et, comme il ne préjuge aucune question de doc-

(1) Magnin, *Les Bactéries*, Th. agrég. Paris, 1878.
(2) Cornil et Babès, *Les Bactéries*, 2ᵉ édition. Paris, 1886.

trine, nous ne voyons pas de raison de le rejeter pour le moment.

La définition que nous adoptons a surtout l'avantage de séparer d'une façon complète les microbes ou schizophytes des autres espèces végétales avec lesquelles on a quelquefois voulu les confondre, c'est-à-dire des levures ou saccharomycètes et des moisissures dont on a fait les Mucorinées et les Trichophytées. Les schizophytes se distinguent des deux autres groupes qui appartiennent d'ailleurs aux champignons, par leur mode de reproduction ; tandis que les saccharomycètes (*sprosspilze* des Allemands) se reproduisent par bourgeonnement et que les Mucorinées (*schimmelpilze*) ont un appareil reproducteur distinct de l'appareil végétatif, les schizophytes (*spaltpilze*), les microbes se multiplient par division transversale, par scissiparité.

CHAPITRE II

APERÇU HISTORIQUE

La première notion que nous ayons des microbes date de Lœwenhoeck, en 1675. Examinant avec ses *verres grossissants*, une goutte d'eau croupie, puis du contenu intestinal et du tartre dentaire, il y découvrit une série de petits globules, s'agitant avec vivacité dont il décrivit soigneusement la forme et les mouvements.

La découverte de Lœwenhoeck fut le point de départ de recherches si activement poursuivies qu'un siècle plus tard, en 1773, O.-F. Muller (1) pouvait déjà esquisser une première classification de ces infiniment petits dont il fit un groupe

(1) Mueller (O.-F.), *Vermium terrestrium et fluviatilium historia*, 1773 ; *Animalia infusoria fluviatilia et maritima*, 1786.

d'infusoires (*infusoria crassiuscula*) avec deux genres : *monas* et *vibrio*. Les quarante-cinq espèces qu'il rangea dans sa classification se rapportent soit à de vrais microbes, soit à d'autres classes de végétaux et d'animaux.

Plus tard, en 1824-1830, Bory de Saint-Vincent (1) garda ces deux genres sous le nom de *monadaires* et de *vibrionides*, mais lui aussi y comprenait, à côté de véritables bactéries, des infusoires et même des vers nématodes, tels que l'anguillule du vinaigre (Magnin, *loc. cit.*).

Il faut arriver à Ehrenberg (1838) (2) et Dujardin (1841) (3) pour trouver une classification des bactéries vraiment scientifique et débarrassée des espèces étrangères ; mais ces auteurs eurent tous deux le tort de considérer ces éléments comme des animalcules : Ehrenberg les divisait en *monades* et *vibrioniens*, ceux-ci comprenant les genres *bacterium, vibrio, spirillum* et *spirochaete ;* Dujardin ne fit que reproduire la

(1) Bory de Saint-Vincent, *Encycl. méthod.,* 1824; *Dict. d'hist. nat.,* 1830.

(2) Ehrenberg, *Die Infections thierchen* als volkommene Organismen. Leipzig, 1839; *Ueber micrococcus prodigiosus* (Verh. d. Berlin. Ac. 1839); *Ueber den Pilz der gelben Milch* (*Ibid.,* 1840), Abhand d. Akad. d. Wissensch., zu Berlin, 1861.

(3) Dujardin, *Hist. nat. des zooph. infus.* Paris, 1841.

classification d'Ehrenberg en la simplifiant, en ce sens qu'il réunissait en un seul les genres spirillum et spirochaete ; mais cette réduction n'a pas été maintenue après lui.

A partir de ces deux auteurs se manifeste de plus en plus la tendance à faire rentrer les bactériens dans le règne végétal. Quand Ch. Robin (1), en 1853, les rapprocha des leptothrix, son opinion fut mal accueillie par les auteurs d'alors, partisans déclarés des idées d'Ehrenberg et de Dujardin, jusqu'aux travaux de Davaine qui, dès 1859 (2), établit nettement que les vibrioniens sont des végétaux, voisins des algues et en particulier des conferves. A part cette distinction capitale, Davaine garde cependant la classification d'Ehrenberg et Dujardin, en y ajoutant un genre nouveau, le *g. bacteridium,* distinct du bacterium par son immobilité.

Jusque-là l'étude des microbes avait appartenu presque exclusivement aux botanistes, elle allait entrer dans une phase nouvelle. La découverte de la bactéridie charbonneuse par Davaine, les

(1) Robin (Ch.), *Histoire naturelle des végétaux parasites qui croissent sur l'homme et sur les animaux vivants.* Paris, 1853. *Traité du microscope,* 2ᵉ édition. Paris, J.-B. Baillière et fils, 1877, 1 vol. in-8.

(2) Davaine, *Traité des Entozoaires.*

recherches de Coze et Feltz(1) sur les organismes des maladies infectieuses, les mémorables études de Pasteur (2) sur les fermentations, les maladies des vers à soie, etc., attirèrent l'attention des pathologistes sur ces infiniment petits, qui devaient en quelques années transformer pour ainsi dire toutes les notions anciennes sur les causes morbides, et donner un corps à l'antique et mystérieux agent infectieux ; c'est dans l'origine des microbes, leur évolution, leur nutrition, leurs transformations, leur reproduction, que la pathologie allait chercher la clef d'une série de particularités de l'état morbide jusque-là inexplicables. Nous retrouverons cette partie de l'histoire des microbes, quand nous étudierons leur rôle dans la pathogénie des maladies infectieuses : nous ne pourrions donner ici qu'une énumération fastidieuse de noms et de travaux qui seront indiqués également à la fin de cette étude.

Et cependant, malgré les recherches nombreuses et parfois couronnées de succès qui, de toutes parts, venaient édifier la science nouvelle,

(1) Coze et Feltz, *Recherches cliniques et expérimentales sur les maladies infectieuses*. Paris, 1872, 1 vol. in-8.

(2) Pasteur, *Mém. sur la ferm. appelée lactique* (C. R. Ac. Sc., 1857) ; *Mém. sur la ferm. de l'acide tartrique* (C. R. Ac. Sc., 1858) ; *De l'origine des ferments*, 1860.

l'histoire naturelle des microbes était loin d'être
définitivement fixée. Les recherches de Hoffmann
(1869) (1) n'avaient guère fait avancer la question ; tout en confirmant la plupart des données
de Davaine, Hoffmann ne pense pas que l'immobilité ou la mobilité puissent constituer un
caractère générique, il n'admet que deux genres,
les monades et les bactéries linéaires qu'il divise,
suivant leur taille, en micro-, méso- et mégabactéries. Tandis que Cohn (1872) (2), dont les
remarquables travaux ont eu un si grand reten-
tissement, en fait un groupe défini, les schizos-
porées, voisins de la famille des phycochro-
macées, et les range parmi les algues, Naegeli
(1876) les décrit plutôt comme des champignons
sous le nom de schizomycètes. Les auteurs précédents établissent une série d'espèces distinctes
par leur forme, leurs dimensions, etc.; Billroth,
au contraire, après ses recherches sur la *coccobacteria septica* (1874), en fait le type, l'espèce
unique dont dérivent toutes les autres, par suite
de variations de forme dépendant des milieux,

(1) Hoffmann, *Mém. sur les bact. (Ann. des Sc. nat. bot.*
1869).

(2) Cohn, *Untersuchungen über Bacterien (Beitræge zur
Biol. der Pflanzen,* 1872 et s.) *Micro-vaccinae (Virchow's
archiv.,* 1872).

de la température, de mille autres circonstances dans lesquelles elles se développent.

Une opinion plus radicale encore avait été soutenue par Hallier (1865) (1), qui faisait du *penicillium glaucum* le prototype non seulement des mucorinées, mais encore des saccharomycètes et des schizophytes. Plus récemment Brefeld (1874) (2), considérait tous les microbes comme des formes simplifiées de quelques espèces plus élevées en organisation. Mais, il faut le dire, la plupart des auteurs en décrivent autant d'espèces variées qu'ils rencontrent de différences dans la forme, l'aspect, les modes d'associations, de coloration; et cependant, malgré les travaux de Cohn, Marchand, Zopf, de Bary, van Tieghem, Rabenshorst, Flügge, etc., toutes ces questions sont encore entourées d'une foule d'incertitudes, et les classifications le plus généralement admises ne sont encore que des données provisoires en attendant des découvertes ultérieures.

(1) Hallier, *Bemerkungen ueber Leptothrix und Hefe.* (*Botanische Zeitung*, 1865); *Die pflauzlichen Parasiten des menschlichen Kœrpers.* Leipzig, 1865.

(2) Brefeld, *Botanische Untersuch. ueber Schimmelpilze.* Leipzig, 1874; *Methoden zur Untersuch. der Pilze* (*Abhandl. der med. phys. Ges.* Wurzburg, 1874).

CHAPITRE III

MORPHOLOGIE

I. — FORMES

Parmi les formes si nombreuses et si diverses que peuvent présenter les microbes, il en est quelques-unes plus constantes, plus caracté-ristiques que les autres, auxquelles elles peuvent presque toutes se réduire et dont on a fait une série de groupes principaux, sous les noms de micrococcus, bactéries, bacilles, leptothrix, spirilles ou vibrions et spirochaetes : le premier se rapportant aux corps plus ou moins globuleux, monades des anciens auteurs, microzymas de Béchamp (?) (1), les autres comprenant les cor-

(1) Béchamp, *Sur les microzymas et les bactéries* (*Mont-dellier médical*, 1875); *Les microzymas et les zymas.* (*Arch.*

puscules plus ou moins allongés, filiformes (vibrioniens, bactéries, etc., des Anciens) (fig. 1).

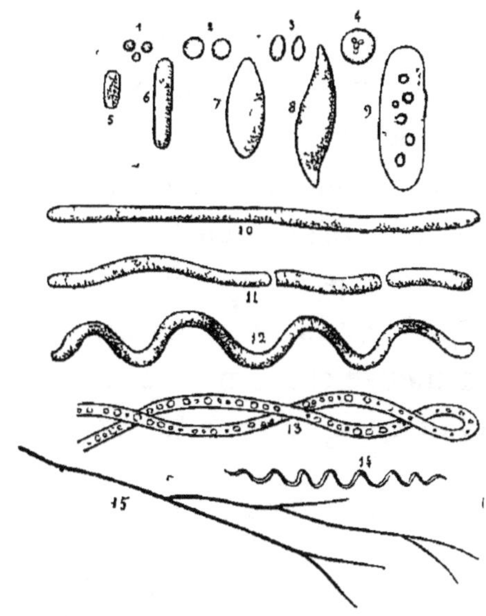

FIG. 1. — Formes des bactéries en général

1 micrococcus; 2 mégacoccus; 3 coccus lancéolés (en fer de lance); 4 macrococcus; 5 bactérie ou batonnet court; 6 bacille ou bâtonnet long; 7 clostrium; 8 rhabdomonas; 9 monas; 10 filament de leptothrix; 11 vibrion; 12 spirille; 13 spiruline; 14 spirochète; 15 cladothrix (en grande partie d'après Zopf).

1° Les *micrococcus* ou bactéridies punctiformes de Davaine, sphérobactéries de Cohn, constituent la forme la plus simple, la plus élémen-

de phys., 1882.) — Voy. aussi *Les Microzymas* dans leurs rapports avec l'hétérogénie, l'histogénie, la physiologie et la pathologie. Paris, J.-B. Baillière et fils, 1883, 1 vol. in-8.

taire sous laquelle se rencontrent les microbes.
Ce sont des corpuscules arrondis et brillants,
quelquefois légèrement ellipsoïdes ou lancéolés,
parfois isolés, ou réunis deux à deux, consti-
tuant ainsi ce que l'on a appelé microbe en
haltère, microbe en 8 de chiffre (Pasteur), diplococcus (Billroth), ou rangés en séries linéaires
pour former les torula, bactérie en chaînette,
micrococcus en chaîne monoliforme (Miquel),
ou associés par petits groupes au milieu d'une
gangue gélatineuse et formant ce que, dès 1853,
Cohn (1) avait désigné sous le nom de zooglœa
(fig. 2).

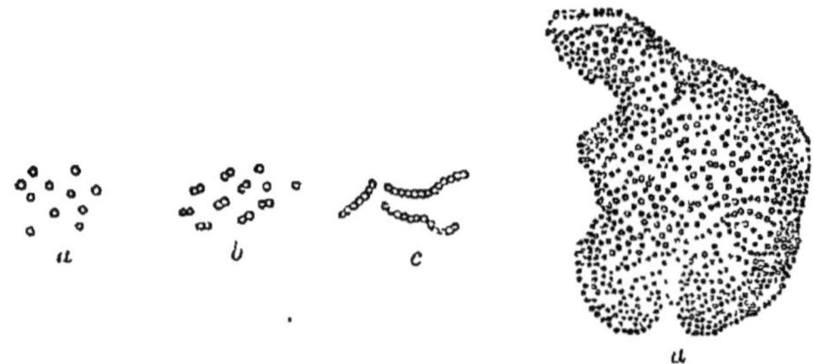

FIG. 2. — Micrococcus (d'après Cohn),
a isolé; b diplococcus; c torula; d zooglée.

2° Les *bactéries*, microbactéries de Cohn,

(1) Cohn, *Ueber die Entwickelungsgeschichte mikroskop.
Algen u Pilze. (Nova. acta Acad. L. C. nat. curiosorum,*
1853.)

sont des éléments cylindriques, de courtes dimensions, et représentent des cellules dont l'un des diamètres dépasse l'autre.

3° Quand le filament est un peu plus allongé, il prend le nom de *bacille* (desmobactérie de Cohn). Cette distinction, uniquement basée sur une différence de longueur, n'a pas semblé suffisante à beaucoup d'auteurs pour constituer un caractère générique. Aussi, avec Zopf, réunit-on souvent ces deux genres en un seul, le genre bacterium. On avait encore basé la distinction de ces deux groupes sur ce fait que les bacilles seuls ont le pouvoir de s'allonger en longs filaments dans lesquels on ne peut plus distinguer les éléments primitifs (*leptothrix*), et que seuls, à l'encontre des bactéries, ils peuvent donner naissance à des spores durables. Cette distinction deviendrait illusoire, si vraiment, comme on est assez tenté de le croire pour le moment, les états de bactérie et de bacille n'étaient que deux phases distinctes du développement d'un même microbe ; nous aurons à revenir sur cette question, quand nous nous occuperons du polymorphisme.

Quoi qu'il en soit, la bactérie peut être parfaitement cylindrique (*amylobacter* de Trécul (1) ou renflée à une de ses extrémités (*bacterium capitatum* de Davaine, *hélobactérie* de Billroth, *bactérie à tête* de Béchamp, *urocephalum* de Trécul), ou renflée au milieu en forme de fuseau (*bacterium fusiforme* de Warming, *clostridium* de Trécul, *rhabdomonas* de Zopf), ou renflée à ses deux extrémités (*dispora* de Kern).

4° Quand le filament est allongé et simple, on lui donne le nom de *leptothrix*; s'il présente des pseudo-ramifications, il s'appelle *cladothrix*. Il faut remarquer ici que la dénomination de leptothrix a été donnée par Kützing à un genre d'algues bien défini et qui n'a sans doute que des rapports très éloignés avec la forme de microbes dont il est ici question.

5° Quelquefois les filaments sont ondulés (spirobactéries de Cohn). Quand la courbe est peu prononcée, on leur donne le nom de *vibrions*; si elle est plus accusée, si les filaments sont comme enroulés en tire-bouchon, on les appelle *spirilles*. Parfois les tours de spire sont assez nombreux, les deux moitiés semblent se réunir et s'enchevêtrer l'une dans l'autre, de

______

(1) Trécul, *C. R. Ac. Sc.*, 1864.

façon à représenter la forme de fuseau : ce sont les *spirulines*. On appelle *ophidomonades* des spirilles renfermant du soufre, et *spiromonades* des filaments ondulés ayant la forme de bandes minces et aplaties. Ces différentes formes constituent le groupe général des *spirilles*.

6° Enfin les *spirochaetes* sont des filaments ondulés très fins, à tours de spire plus ou moins multipliés, mais se distinguant surtout du type précédent en ce que la spire est flexible au lieu d'être rigide, comme dans les spirilles.

Nous avons vu déjà que les micrococci peuvent se grouper de différentes façons, qu'agglomérés dans une gangue gélatineuse ils forment des *zooglées* (Cohn), les *gliacoccos* de Billroth, ou *ascococcus*. Quand l'agglomération est formée de bactéries, la zooglée prend le nom d'*ascobactérie;* s'il s'agit de bacilles ou même de filaments spiralés, ce qui est plus rare, on a le *myconostoc* (van Tieghem).

II. — DIMENSIONS

Dans notre définition, nous avons indiqué déjà ce fait que les microbes se trouvent à la limite extrême des êtres microscopiques, à la limite du pouvoir grossissant des instruments les plus parfaits.

Un grand nombre de micrococcus n'ont pas plus de 0 μ 5 à 1 μ de diamètre, par contre certaines spirilles atteignent jusqu'à 0,2 de millimètre de longueur ; nous donnerons la moyenne de la dimension des différents microbes qui nous intéressent, quand nous étudierons leur rôle dans la nature. Suivant que leurs dimensions se rapprochent de l'un ou de l'autre de ces extrêmes, certains auteurs ont voulu établir des classifications basées sur ces différences de grandeur : c'est ainsi que Hoffmann divisait les bactéries en micro-, méso- et mégabactéries, distinction admise par Billroth qui l'étendit aux coccos, et par Klebs qui ajoute encore un genre microsporines plus petit que les micrococcos. Mais il est évident que ces caractères de dimensions ne sauraient suffire à distinguer des groupes naturels, la même espèce pouvant suivant les circonstances présenter des dimensions très variables.

III. — MOUVEMENT

Pendant longtemps on a considéré le mouvement ou l'immobilité comme des caractères distinctifs essentiels ; le genre bacteridium, créé par Davaine, ne différait du bacterium que par l'immobilité ; mais on a reconnu depuis que presque tous les microbes peuvent se présenter sous les deux états, et qu'ils peuvent passer du repos au mouvement et *vice versa*, chaque fois que les conditions de leur nutrition l'exigent. Les mouvements dont ils sont animés, et nous entendons évidemment ici les mouvements propres des cellules, sont très variables : mouvements de tremblotement et de giration des cocci, mouvements de rotation autour de l'axe, d'inflexion, de translation des bâtonnets, mouvements de reptation et d'oscillation des spirilles; tantôt lents, tantôt rapides, ils s'arrêtent quelquefois pendant un instant pour reprendre ensuite avec plus de force.

Ces mouvements propres qui, pendant si longtemps, avaient fait admettre la nature animale de ces microorganismes, semblent dus à des cils vibratiles extrêmement fins dont sont pourvus la plupart d'entre eux (Ehrenberg). Seuls les microbes privés de mouvements sont dépourvus de ces cils que la photographie reproduit parfaitement; de même certaines espèces ne prennent ces cils qu'au moment où il est nécessaire à leur existence de venir à la surface d'un liquide. Cependant bien des auteurs se refusent encore à attribuer à ces cils les mouvements des microbes: il en est, en effet, dit Warming, « dont les cils s'agitent pendant que le corps reste immobile, d'autres dont le corps se meut, tandis que les cils restent inertes ou traînent par derrière. » Ces auteurs attribuent alors ces mouvements à la nutrition et les mettent sous la dépendance de la présence de l'oxygène (Cohn). Pour van Tieghem, les mouvements des bactéries seraient uniquement dus à la contraction de la substance protoplasmique du corps cellulaire. En somme, les deux opinions sont encore discutables.

IV. — STRUCTURE

Quant à la structure des microbes, après qu'on les eut considérés longtemps comme des éléments protoplasmiques amorphes, on a fini par leur reconnaître une structure éminemment cellulaire. On y trouve une membrane formée en partie par de la cellulose, en partie et surtout par une matière albuminoïde particulière, la *mycoprotéine* de Nencki. Tantôt flexible, tantôt rigide, elle peut se gonfler, se diviser en lamelles, et subir une sorte de transformation gélatineuse; les cellules voisines peuvent alors s'agglutiner les unes aux autres et former des zooglées.

Le protoplasma cellulaire est homogène, plus réfringent que l'eau et formé également de mycoprotéine. Il présente une résistance remarquable aux acides et aux bases qui attaquent et dissolvent les cellules animales (Robin) (1). Il renferme quelquefois des granulations graisseuses, dans certaines espèces de petits grains brillants de soufre cristallisé (*beggiatoa*), ailleurs une substance amylacée qui se colore en bleu par l'iode (*bacterium pastorianum*, etc.). Le contenu cellulaire se trouble d'ordinaire après la mort ou la dégénérescence du microbe. Les cils dont nous avons parlé précédemment sont formés d'un protoplasma contractile émanant de la membrane d'enveloppe.

(1) Robin (Ch.), *Anatomie et physiologie cellulaires.* Paris, J.-B. Baillière et fils, 1873, 1 vol. in-8.

CHAPITRE IV

PHYSIOLOGIE DES MICROBES

Après ces quelques notions élémentaires sur la morphologie des microbes, passons à l'étude de leur physiologie, de leur vie intime, c'est-à-dire à l'étude des phénomènes de nutrition, de reproduction, qu'ils présentent.

Les microbes jouent un rôle immense dans l'économie de la nature: ils sont, suivant l'expression si énergique et si vraie de Buckland, « les grands boueurs du monde vivant ». Comme nous le verrons dans un instant, on les trouve répandus partout à profusion, dans l'air, dans l'eau, à la surface du sol et jusque dans l'intérieur des organismes végétaux et animaux; ils y pullulent et s'y reproduisent à l'infini, et la première question qui se pose, question de la plus haute importance et du plus grand intérêt, est celle de l'origine de ces organismes.

I. — ORIGINE

Proviennent-ils d'éléments semblables à eux par un mode quelconque de génération (*homogénèse*), ou sont-ils formés de toutes pièces au moyen de substances minérales ou organiques (*génération spontanée* ou *hétérogénèse*), tel est le dilemme qui aujourd'hui encore divise ceux mêmes qui se sont le plus occupés de la question, bien que la première hypothèse ait déjà rallié la majorité des observateurs.

La doctrine de l'hétérogénèse a été soulevée par Pouchet (1) et ses élèves : elle a trouvé d'ardents défenseurs dans Trécul, qui attribue la formation des microbes à l'animalisation de subs-

(1) Pouchet, *Hétérogénie ou génération spontanée*. Paris, 1859, 1 vol. in-8 avec pl.

tances plastiques que Frémy a nommées pour cette raison hémiorganisées; dans Béchamp et Estor, qui les font venir des granulations du sang (microzymas); dans Onimus, Martin, Nuesch, Bastian, Grimm, Servel, etc., qui tous ont cru pouvoir tirer de leurs expériences cette conclusion que, en dehors de tout germe préexistant, dans des cellules animales ou végétales intactes et exemptes de toute contamination extérieure, dans des liquides qu'ils croient privés de tout germe, des microbes peuvent se développer spontanément ou par hétérogénèse.

Nous n'insisterons pas sur ces recherches dont les causes d'erreur ont été mises en évidence par Pasteur (1). L'illustre savant a démontré victorieusement et par des expériences sans réplique que, si l'on détruit dans une infusion ou qu'on empêche l'arrivée des germes de l'air sur un bouillon nutritif quelconque, celui-ci reste stérile. Dans un ballon contenant un liquide nutritif (eau sucrée, matières minérales et albuminoïdes provenant de la levure de bière), bouilli, puis refroidi, il laisse pénétrer

______

(1) Pasteur, *Examen de la doctrine des générations spontanées.* (*Ann. de chim. et de phys.*, 1862); Discussion relative à la génération spontanée. (*C. R. Ac. Sc.*, 1882.)

de l'air à travers un col effilé communiquant avec un tube de platine chauffé au rouge, puis il ferme à la lampe le col du ballon, et le liquide se conserve indéfiniment. Dans un ballon contenant un bouillon stérilisé par l'ébullition, il laisse arriver l'air à travers le col rempli d'un tampon de coton, et le bouillon reste stérile.

L'expérience répétée de mille façons a toujours donné les mêmes résultats positifs, à condition que l'on ait poussé l'ébullition au delà de 100 et jusqu'à 115 à 120 degrés, température qui sèule arrive à tuer tous les microbes ou germes de microbes contenus dans l'infusion, et que l'on empêche d'une façon rigoureuse le libre accès d'un air incomplètement purifié et filtré.

Bien plus, et pour éviter le reproche que ne manquèrent pas de faire les partisans de la génération spontanée, à savoir que l'ébullition du liquide en a détruit la puissance fécondante, la vertu végétative ou génésique, Pasteur recueille directement, dans un tube préalablement flambé et sur le vivant, du sang d'une artère, et ce liquide organique non bouilli reste intact, si l'air qui y arrive par l'ouverture du tube s'est convenablement filtré et rigoureusement débarrassé des germes qu'il contient sur un tampon de coton.

L'air, en effet, contient presque toujours des quantités considérables de microbes ou de germes de microbes. En aspirant de l'air à travers un tube contenant un tampon d'ouate, on trouve toujours au bout de quelques heures ce tampon rempli de germes. En recueillant un filet d'air sur une lame de verre enduite de glycérine, on peut y compter les microorganismes que l'air contient (Duclaux). De même, en exposant à l'air une tranche de pomme de terre préparée, on voit s'y développer des colonies aux dépens des germes tombés de l'air et qui ont fructifié (Koch). L'appareil de Hesse, qui fait passer par aspiration une certaine quantité d'air sur de la gélatine peptone, permet de calculer facilement la richesse en microbes d'un cube d'air donné.

Les recherches les plus intéressantes sur ce sujet sont dues à Miquel (1) qui, dans les pous-

---

(1) Miquel, *Rech. sur les bact. aériennes* faites à l'Observatoire de Montsouris. (*Soc. franç. d'hyg.*, 1877); *Ét. de microsc. atmosph.* (*C. R. Ac. Sc.*, 1878); *Ann. de l'Obs. de Montsouris*, 1879 et s.); *Les poussières atmosph.*, Thèse Paris, 1883. — Voy. aussi : *Annales d'hygiène publique*, 3ᵉ série, t. II, p. 226 et 333 (1879).

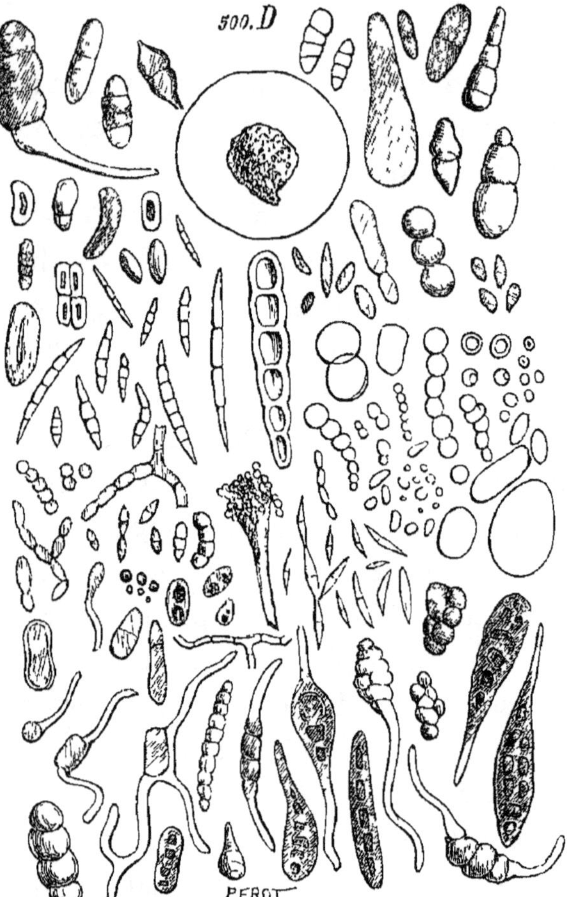

FIG. 3.   Poussières de l'air, d'après Miquel.

sières de l'air, à côté de matières minérales et organiques de nature variable, a trouvé constamment diverses espèces de microbes (fig. 3).

Il en a compté de 150 à 700 par mètre cube
dans l'air du parc de Montsouris ; dans une
salle d'hôpital, de 5,000 à 11,000, suivant les
lieux et les saisons ; il a pu confirmer les précédentes observations de Pasteur que le nombre
des microbes de l'air diminue à mesure qu'on
s'élève au-dessus du sol ; qu'à 2,000 mètres
d'altitude l'air est à peu près pur de microbes ;
que le chiffre des bactéries diminue après la
pluie ; que d'ailleurs, si l'air n'est pas agité et
n'arrive pas longtemps sur une large surface, il
peut être. inoffensif pour une infusion. Il faut
ajouter que, parmi ces microbes ou même ces
germes de l'air, il en est un grand nombre
(9 sur 10 d'après Duclaux) qui sont morts et ne
peuvent plus se développer. Tous les objets
placés dans l'air ou près du sol sont ainsi recouverts de microbes qui s'y sont déposés par
leur propre poids : aussi suffit-il d'un grain de
sable, d'un poil, etc., placés sur un terrain nutritif, pour devenir les points de départ de
cultures.

A mesure qu'on pénètre dans le sol les microbes, d'abord très nombreux dans les couches superficielles de l'humus, disparaissent peu
à peu ; à un mètre environ de profondeur, le

sol en est complètement dépourvu (Koch).

L'eau contient également un nombre considérable de microbes. Si, prise à la source, l'eau est infertile, il n'en est déjà plus de même à une petite distance du point d'émergence (Pasteur et Joubert). Mais c'est dans les eaux stagnantes, ou dans les eaux des fleuves, après qu'ils ont traversé des villes et se sont chargés de détritus de toute nature, que l'on rencontre surtout des germes innombrables. Il suffit, en effet, d'en déposer une goutte à la surface d'un bouillon stérilisé, pour voir s'y développer de riches cultures. Les eaux distillées de nos laboratoires n'en sont même pas exemptes, et Cohn a établi que certains germes qui y sont renfermés peuvent être d'un diamètre si petit qu'ils ne sont pas retenus par une superposition de seize filtres. D'après Miquel, un litre d'eau de Seine puisée à Bercy contient 4,800,000 microbes; prise à Asnières 12,800,000: un litre d'eau de pluie en renferme 248,000. Sur une plaque de verre couverte de gélatine, un centimètre cube d'eau d'une bonne fontaine donne de 5o à 1oo colonies de bactéries, une goutte de l'eau de la Sprée ou un centième de goutte d'eau de la Panke détermine la formation d'une quantité innombrable de colonies.

Cette dissémination des microbes dans l'air et dans l'eau nous démontre *a priori* qu'il en existe normalement à la surface de notre organisme, dans les organes qui communiquent avec l'air extérieur, dans le tube digestif où ils pullulent et se développent à profusion. En existe-t-il aussi dans les milieux intérieurs? Malgré l'autorité de certains partisans de l'existence des microbes dans le sang et les liquides normaux de l'organisme, la plupart des auteurs avec Pasteur, Leube, Zahn, Hauser, Cornil et Babès, admettent, d'après des expériences positives, que le sang, le lait, la lymphe, l'urine, recueillis avec une précision suffisante, ne contiennent normalement aucun germe capable de se développer.

II. — MODES DE REPRODUCTION DES MICROBES

Placés dans des conditions favorables, les microbes se reproduisent d'une façon illimitée, les uns plus lentement (bacille tuberculeux), les autres plus vite (microbes septiques). Cohn est arrivé par le calcul aux chiffres suivants : si un coccus exige une heure pour se diviser en deux, à la fin du troisième jour il y en aurait 47 trillions. En poids, en admettant que le poids spécifique des microbes soit égal à celui de l'eau, au bout de 24 heures, il y en aurait $1/40^e$ de milligramme, après quarante-huit heures, 442 grammes, et à la fin du troisième jour, 7 millions et demi de kilogrammes; au bout de cinq jours, les bactéries issues d'un seul germe suffiraient à remplir toute la capacité de

l'Océan. Il est bien entendu que pour une multiplication aussi prodigieuse, il faudrait que les
conditions de nutrition nécessaires à ce développement ininterrompu fussent exceptionnellement favorables, et qu'elles n'en approchent
jamais en réalité.

Le mode le plus commun de multiplication
des microbes consiste dans une *reproduction
par scissiparité* ou division transversale de
leur cellule, d'où le nom de schizomycètes,
schizophytes, qui leur a été donné (σχίζειν). Ce
fractionnement transversal peut se faire suivant une seule direction : c'est la forme habituelle de la plupart des microbes. Une fois
que le micrococcus, le bâtonnet ou la spirale,
a atteint le double de sa longueur, le protoplasma s'éclaircit en son milieu, une cloison
transversale d'abord très mince, puis plus
épaisse, se produit, se dédouble, et les deux
cellules se séparent. S'agit-il de micrococcus,
pendant que les deux cellules sont encore
unies, elles donnent lieu à une forme spéciale,
le diplococcus ou microbe en 8 ; si le cloisonnement est plus rapide que la séparation des articles, on obtient de petits chapelets, microbes en
chaînette, torula ou streptococcus. S'agit-il de

bacilles qui, après leur cloisonnement, restent encore réunis, on a l'aspect de leptothrix.

Quelquefois le cloisonnement se fait suivant deux directions : à la partie terminale d'un filament de crenothrix ou de cladothrix, une cellule présente d'abord une division transversale, puis une division verticale : elle se segmente donc en quatre parties. Enfin, dans les sarcines, la cellule se divise suivant trois directions ; les agrégations de cellules nouvelles ont une forme cubique.

A côté de ce mode habituel de reproduction qui a été longtemps considéré comme unique, Ch. Robin, en 1853 (1), et Pasteur, en 1865, avaient déjà reconnu, le premier sur le leptothrix buccalis, le second sur les vibrions de la putréfaction et de la fermentation butyrique, de petits corpuscules arrondis qui « sont peut-être des spores ». Hoffmann avait également parlé d'une reproduction par formation cellulaire endogène. Mais c'est surtout après les recherches ultérieures de Pasteur, de Cohn, de Billroth (2), de

(1) Ch. Robin, *Histoire naturelle des végétaux parasites qui croissent sur l'homme et sur les animaux vivants.* Paris, 1853.

(2) Billroth, *Untersuchungen über die Vegetations formen von Coccobacteria septica.* Paris, 1874.

Koch, que des observations plus précises ont été faites sur la *reproduction par sporulation*. On a pu trouver des spores dans certaines variétés de cocci, de bactéries, de vibrions, mais c'est surtout pour les bacilles que ce mode de multiplication est fréquent et a été le mieux étudié. Quand un bacille va produire une spore, il s'allonge d'ordinaire et peut atteindre jusqu'à vingt fois et plus sa longueur normale; il s'infléchit, se contourne, forme avec des éléments semblables des faisceaux ou des réseaux à mailles serrées, puis au milieu de chaque élément on voit apparaître de petites granulations fortement réfringentes, qui se transforment après quelques heures en spores brillantes, arrondies, de 1 μ à 2,4 μ de longueur sur 0,5 à 1 μ de largeur; elles sont formées de protoplasma et entourées d'une membrane épaisse composée de deux couches, l'exospore et l'endospore. Quelquefois les bacilles, au lieu de s'allonger, s'épaississent, et la spore se forme soit à une extrémité (hélobactéries), soit au milieu (bactérie fusiforme, *clostridium)*, soit aux deux extrémités *(dispora)*. A un moment donné, les bacilles mères se dissocient et les spores deviennent libres.

Ces spores sont des organismes plus durables (*Dauersporen* des Allemands), plus résistants, et plus susceptibles de germer longtemps après leur formation, quand elles se trouvent dans des conditions favorables à leur nutrition et sont soumises à une température convenable. Au moment de germer, elles se gonflent, perdent leur réfringence, leur double contour, puis il se fait à chacun de leur pôle un dépôt semi-lunaire; enfin, la membrane se rompt et laisse passer un petit bâtonnet qui devient libre et peut se développer à son tour (Brefeld et Prasmowski).

En général, tant que le microbe trouve un terrain favorable à son développement et à sa reproduction, c'est par scissiparité, c'est-à-dire de la façon la plus rapide, qu'il se multiplie ; quand, au contraire, il se trouve sur un terrain appauvri, dans des conditions de vie plus difficile, en butte à diverses influences qui détruisent ou arrêtent sa vitalité, c'est alors qu'il donne lieu à des spores, plus capables de résister aux circonstances fâcheuses dans lesquelles il se trouve.

Zopf a décrit un troisième mode de reproduction qu'il a observé sur le bacterium merismopaedioïdes. Une première chaînette d'articles sphéroïdaux engendre d'abord (par fragmentation) des articles courts de bacterium, puis des articles plus longs de bacilles, puis a lieu la gradation inverse et l'être se termine par des articles sphéroïdaux qui se détachent et peuvent commencer une évolution nouvelle. Dans ce cas, les nouveaux germes ne sont pas des produits endogènes, ce sont comme des bourgeons mobiles, des conidies (L. Hahn). Ce semble être là un fait tout à fait exceptionnel dans l'histoire des microbes, car les auteurs les plus compétents n'en font pas mention.

III. — POLYMORPHISME

Voici donc déjà deux états différents sous lesquels peut se présenter un même microbe : l'état de spore analogue au coccus et l'état adulte de bactérie, de bacille ou de vibrion. Dans ses recherches sur les poussières atmosphériques, Miquel n'a jamais trouvé de spirilles, si fréquentes dans les macérations anatomiques ; ce qui paraît prouver que l'état de spirille est propre à ces infusions. Suivant le milieu nutritif dans lequel ils se développent, certains microbes (*bacterium aceti*, par exemple) allongent leurs filaments et passent à l'état de leptothrix ; le bacille cholérigène de Koch, cultivé sur bouillon, se transforme en vibrion et en longues spirilles, etc.

Sans vouloir revenir à l'opinion de Hallier, qui faisait dériver tous les schizophytes du *penicillium*, ni à celle de Billroth, qui les réduit tous au *coccobacteria septica*, il est difficile cependant de souscrire à la spécificité absolue des formes bactériennes, telle que l'ont soutenue Pasteur, Cohn, Koch. Il est probable, comme l'a dit Cohn lui-même, que certaines espèces et même certains genres ne sont que des stades de développement d'un seul et même parasite. « Il existe sans doute, dirons-nous avec Naegeli, un petit nombre d'espèces se rapportant peu aux genres et aux espèces admises aujourd'hui, et dont chacune parcourt un cycle de formes déterminées, mais assez nombreuses. » Devant cette incertitude, on comprend que toutes les classifications admises jusqu'ici ne soient que provisoires et que dans la famille des bactériacées, le principe de la formation des genres soit encore à trouver (van Tieghem).

IV. — NUTRITION

Les microbes, comme tous les végétaux dépourvus de chlorophylle, doivent se nourrir par absorption endosmotique ; il leur faut de l'eau, de l'azote, du carbone, de l'oxygène.

L'*eau* est nécessaire aux microbes; la dessiccation arrête les mouvements, la reproduction, la vie active des bactéries ; elle ne les tue pas cependant à moins qu'elle ne soit trop prolongée; c'est une vie latente qui reparaît une fois que l'eau est remise à leur disposition ; quelques espèces cependant ne résistent pas à une dessiccation de quelque durée. Cette eau nécessaire à leur activité, ils la trouvent dans les milieux où ils se développent.

Quant à l'*azote*, les microbes le tirent des

composés organiques qui le contiennent et surtout des substances albuminoïdes, mais il en est qui peuvent l'extraire de composés azotés bien plus simples (le tartrate d'ammoniaque, par exemple, dans le liquide de Pasteur et de Cohn).

Il leur faut aussi des *sels inorganiques* et principalement des sulfates et des phosphates de soude, de potasse et de magnésie. Ces sels entrent, en effet, dans la substance des microbes, pour une proportion considérable, de 4 à 6 %.

Ils enlèvent le *carbone* qui entre dans leur composition aux composés organiques et surtout aux hydrocarbures. Le sucre en est une source très active et très favorable ; cependant ils peuvent le prendre aussi à certains sels organiques, tels que le tartrate, le succinate, l'acétate neutre d'ammoniaque (Cohn), les lactates (Pasteur), mais à l'encontre des plantes vertes, ils ne peuvent le tirer de l'acide carbonique.

Parmi les conditions qui influent le plus sur le développement des microbes, il faut placer la présence ou l'absence de l'*oxygène*. Il en est qui demandent le libre accès de l'oxygène, ce sont les *aérobies* de Pasteur; d'autres vivent sans oxygène et sont même tués par lui, ce sont les *anaérobies*. Ces derniers s'emparent pour leur nutrition de l'oxygène combiné avec les autres éléments du milieu où ils se développent et les décomposent lentement ; ils constituent les ferments et sont, ainsi que nous le verrons plus loin, les agents actifs de la fermentation. Cette distinction cependant, ainsi que l'a reconnu Pasteur lui-même, n'est pas absolue ; certaines espèces peuvent vivre sans l'air et dans l'air, sont à la fois aérobies et anaérobies ; il en est qui sont aérobies à certaines périodes de leur développement, anaérobies à d'autres ; quelques-unes sont l'un ou l'autre selon le milieu dans lequel elles vivent, comme le penicillium glaucum qui, à la surface d'un liquide fermentescible, se développe sans production d'alcool, sans fermentation, tandis qu'enfoncé dans le liquide et à l'abri de l'oxygène libre, il tire cet élément du sucre qu'il décompose, produit de l'alcool, est anaérobie et ferment.

Certaines circonstances accessoires peuvent favoriser ou entraver par elles seules la vie des microbes et avant tout la *température*. Les températures extrêmes sont défavorables aux microbes ; c'est entre 20 et 35° C., d'après Onimus, que leur végétation est la plus active ; mais en dehors de ces chiffres leur résistance est variable; tel succombe à 50°, tel autre exige 80° et plus pour mourir. Dans l'humidité, une température de 70 à 80°, maintenue pendant deux à trois heures, suffit pour les faire périr tous presque sans exception. Les spores sont plus résistantes, l'eau bouillante ne les tue pas, et le chiffre de 100° (Schwann), 110° (Pasteur), peut-être même 120 à 130° (Schrader), est quelquefois nécessaire pour leur faire perdre leurs vertus germinatives; cependant Koch a montré que les germes ne résistent pas à l'action d'un courant continu de vapeur d'eau à 100°. Le froid leur est également nuisible. Vers 0° leur développement est arrêté, mais il faut une température de moins de 15° pour arrêter la vitalité, l'activité des spores; même à cette température et après plusieurs heures, ces spores peuvent reprendre leur propriété de se multiplier quand on les porte à une température plus élevée. Par l'évaporation de l'acide carbonique, Frisch est arrivé à les exposer à une température de — 87° et même — 110° sans les tuer.

Les *mouvements* et surtout les mouvements saccadés ont également sur les microbes une influence défavorable (P. Bert); le repos, au contraire, favorise leur développement. La *lumière* et l'*électricité* n'ont qu'une action insignifiante, et cependant les courants puissants (Cohn et Mendelssohn) arrêtent leur activité. La vitalité des microbes est suspendue dans le vide (P. Bert) ; elle se réveille à une pression normale, mais diminue de nouveau à une pression plus élevée ; 20 atmosphères les tuent.

Une autre circonstance qui a sur le développement d'un microorganisme une importance considérable, surtout au point de vue des cultures, c'est *l'existence sur le même terrain nourricier d'autres bactéries*. Certaines espèces (et ce fait s'observe du reste pour d'autres végétaux) se développent parfaitement sur un terrain, à condition qu'il n'y existe pas d'autre espèce plus privilégiée. Si l'on sème dans un liquide nutritif diverses espèces de bactéries, on voit souvent l'une de ces espèces se développer en masse et d'une façon énergique, alors que les autres semblent étouffées et endormies ; que, pour une raison ou une autre, la végétation de cette première cesse, ce sera une autre espèce qui prendra son activité, et ainsi de suite ; c'est dans ce monde des infiniment petits, la concurrence vitale, la lutte pour l'existence.

La *réaction neutre* ou légèrement alcaline favorise le développement des microbes; une réaction fortement alcaline ou acide leur est nuisible, les acides organiques faibles nuisent moins à leur reproduction que les acides minéraux. Certaines substances même à doses très faibles sont toxiques pour les microbes ; il est à remarquer cependant que leur action varie suivant l'espèce que l'on considère. C'est sur ces faits qu'est basé l'emploi des désinfectants, des antiseptiques. Sans vouloir entrer dans de grands détails, nous reproduisons ici le tableau que Jalan de la Croix (1) a pu tirer de ses expériences sur un certain nombre de substances antiseptiques les plus usitées. Les chiffres indiquent en milligrammes la quantité d'antiseptiques nécessaire et suffisante pour empêcher ou arrêter le dévoloppement des bactéries ou stériliser un litre de jus de viande rempli de bactéries:

(1) Jalan de la Croix, *Das Verhalten d. Bacterien d. Fleischwassers gegen einige Antiseptica. (Arch. f. exp. Path.*, 1881.)

ANTISEPTIQUES.	DOSES QUI		DOSES QUI		DOSES QUI	
	em-pêchent.	n'em-pêchent pas.	arrêtent.	n'arrêtent pas.	stérilisent.	ne stérilisent pas
Sublimé corrosif	40	20	170	154	80	66
Chlore......	33	24	44	33	2,320	2,170
Chlorure de chaux à 98°......	90	76	268	224	5,880	3 875
Acide sulfureux	155	117	500	200	5,265	3,660
Acide sulfurique.............	170	120	500	300	8,620	4,900
Brome......................	155	126	392	250	2,975	1,820
Iode.	200	150	646	500	2,440	1,916
Acétate d'alumine...........	235	184	2,350	1,200	15,620	10,870
Essence de moutarde.........	300	175	1,690	1,220	35,700	25,000
Acide benzoïque..............	350	250	2,440	1,960	8,205	4,760
Borosalicylate de soude.	350	264	13,890	9,090	33,330	20,000
Acide picrique	500	330	1,000	700	6,660	5,000
Thymol...	145	450	9,175	4,715	50,000	27,780
Acide salicylique.............	1,000	893	18,660	12,820	»	28,570
Hypermanganate de potassse..	1,000	700	6,660	5,000	6,660	5,000
Acide phénique..............	1,500	1,000	45,450	23,810	376,000	250,000
Chloroforme........	11,110	8,930	8,930	7,460	»	1,250,000
Borax......................	15,140	12,990	20,830	14,500	»	83,350
Alcool...................	47,620	28,570	227,300	166,600	»	847,000
Essence d'eucalyptus....	71,400	50,000	8,900	4,800	»	171,500

D'après les recherches récentes de Koch (1881) (1), le sublimé tue les bacilles du charbon à la dose de 1/300000, l'acide chlorhydrique à la dose de 1/1700 ; l'acide acétique et l'acide phénique en arrêtent le développement à la dose de 1/250 ; l'acide arsénieux et le pétrole n'ont pas d'action sur les bacilles (d'après Cornil et Babès).

(1) Koch, *Zur Untersuchung. im pathogenem Organismen.* (*Mittheil aus. d. K. Gesundheissamte,* 1881.)

V. — ATTÉNUATION DES VIRUS

A cette question de l'influence du milieu ou des conditions extérieures sur le développement des microbes, se rattache de la façon la plus étroite celle de l'atténuation des virus. L'observation avait depuis longtemps démontré que, pour un certain nombre de maladies infectieuses, une première atteinte, si faible qu'elle soit, confère une immunité relative vis-à-vis d'une atteinte ultérieure. De là à essayer de donner la maladie virulente dans des conditions où l'on pouvait espérer ne produire qu'une maladie bénigne il n'y avait qu'un pas. Mais il fallut le génie de Pasteur pour féconder cette idée et la faire passer dans la pratique. L'inoculation variolique, l'inoculation de la péripneumonie contagieuse du gros bétail, furent les premières tentatives dans ce sens, mais quand on vit que les microbes étaient les agents actifs et essentiels des virus, quand on vit que la vitalité de ces microbes s'affaiblissait suivant certaines modifications du milieu dans lequel on les cultivait, suivant la température, suivant l'apport régulier ou l'absence d'oxygène, alors seulement on put avoir quelque raison suffisante de penser que les inoculations avec ces virus, ces microbes affaiblis, pourraient également donner naissance à des maladies atténuées. La découverte des vaccins du charbon, du choléra des poules, du rouget du porc, du charbon symptomatique, étaient d'heureuses applications aux animaux de cette idée féconde. La découverte du vaccin de la rage vient de mettre le sceau à la gloire de Pasteur en permettant de la transporter à la pathologie humaine.

Les procédés d'atténuation varient suivant la maladie que l'on considère. Certaines cultures perdent leur vitalité, leur virulence en vieillissant (choléra des poules), peut-être sous l'influence toxique de l'oxygène; d'autres s'atténuent sous l'influence de la température (charbon chauffé à 55° (Toussaint) ou à 42° pendant vingt heures (Chauveau) (1), spores du charbon symptomatique maintenus pendant 10 heures à 85° (Arloing, Cornevin et Thomas) (2), atténuation du bacillus anthracis par la lumière solaire (Arloing) ou par l'addition de substances antiseptiques (acide phénique et acide sulfurique Chamberland et Roux) (3) ; quelques-unes s'affaiblissent en passant par un organisme différent de celui où elles ont été recueillies (microbe du rouget du porc, qui change de forme et s'atténue en passant par l'organisme du lapin ; virus de la rage qui, après avoir été inoculé à des lapins, devient de moins en moins virulent pour l'homme). Quelque nouveau que soit le procédé, quelque incertitude qui s'attache encore aux premiers essais, l'idée de l'atténuation des virus et de la vaccination préventive a déjà donné de remarquables résultats et ouvre des horizons brillants à la prophylaxie d'un grand nombre de maladies infectieuses.

(1) Toussaint, *Ferm. et diathèse* (*C. R. Ac. Sc.*, 1878); *Théorie de l'action des bact. dans le charbon.* (*Ibid.*, 1878).

Chauveau, *Nat. du virus vaccin.* (*C. R. Ac. Sc.*, 1868); *Nat. des virus.* (*Ibid.*, 1868); *Atténuation des cultures virulentes par l'action de la chaleur.* (*C. R. Ac. Sc.*, 1883).

(2) Arloing, Cornevin et Thomas, *Bact. du charbon symptomatique.* (*Bull. Acad. méd.*, 1881.)

(3) Chamberland et Roux, *Atténuation de la bact. charbonn sur l'infl. des antisep.* (*C. R. Ac. Sc.*, 1883.)

CHAPITRE V

METHODES DE RECHERCHE
DES BACTÉRIES

Jusqu'ici nous avons déjà à plusieurs reprises eu l'occasion de parler de terrains nutritifs, de cultures, de stérilisation, de recherches et d'examen des microbes; nous devons entrer sur ce sujet dans quelques détails que nous rendrons aussi courts que possible. Il est bien évident qu'il nous serait absolument impossible de donner d'une façon complète la technique de l'observation microbienne; les principes sur lesquels s'appuie cette technique peuvent seuls nous occuper ici. Nous n'aurons pour cela qu'à résumer les chapitres que Cornil et Babès, Bizozzero et Firket, ont consacrés dans leurs récents ouvrages aux recherches bactérioscopiques.

Les méthodes à employer pour ces recherches peuvent se diviser en méthodes anatomiques, comprenant l'examen microscopique et les réactions microchimiques, et en méthodes physiologiques dont les deux procédés principaux sont les cultures et l'expérimentation sur les animaux.

I. — MÉTHODES ANATOMIQUES

A. — *Examen microscopique direct.*

Deux cas peuvent se présenter : les microbes
à examiner existent dans un liquide, ou ils sont
disséminés dans l'intérieur des tissus. S'agit-il
de rechercher les microbes dans un liquide, il
faut d'abord recueillir le liquide à examiner. On
se sert pour cela de pipettes en verre que l'on
peut préparer soi-même en chauffant au chalumeau la partie moyenne d'un tube de verre de
3 à 10 millimètres de diamètre, soigneusement
lavé à l'acide chlorhydrique, puis à l'éther, et en
étirant en un tube capillaire cette partie moyenne.
Il suffit de séparer le tube en deux moitiés pour
avoir deux pipettes. On peut se servir également

de pipettes à ventre renflé. On flambe le tube en le passant pendant quelques minutes au chalumeau et on bouche la grosse extrémité à l'aide d'un tampon de ouate stérilisée dans une étuve à 200°, puis on chauffe encore une fois la pipette pour en détruire tous les germes.

Pour s'en servir, on casse l'extrémité effilée et on la plonge immédiatement dans le liquide à examiner. Le liquide passe dans le tube soit par capillarité, soit par la raréfaction de l'air dans son intérieur, ou bien on l'aspire légèrement avec la bouche, puis on ferme à la lampe le tube capillaire.

Si l'on suppose que les liquides ainsi recueillis ne contiennent qu'une très faible quantité de microbes, on peut les tuer en y ajoutant certains réactifs, quelques gouttes d'acide osmique, par exemple, en solution aqueuse au centième; ils tombent alors au fond, on décante la partie supérieure du liquide et il ne reste plus que le dépôt à examiner. Quelquefois certains liquides se présentent en plusieurs couches que l'on peut avoir à examiner séparément; certains microbes se trouvent surtout dans telle ou telle couche et manquent dans les autres.

D'une façon générale, tous les instruments

dont on peut avoir à se servir : bistouris, lamelles, lames porte-objet, pipettes, etc., doivent être lavés à l'alcool absolu et maintenus pendant un certain temps dans une étuve à 15o-2oo° ; cette dernière opération constitue le *flambage*. Les surfaces sur lesquelles on opère peuvent être recouvertes de germes étrangers ; il est bon de les laver soigneusement à l'alcool ou même de cautériser à l'aide d'une baguette de verre chauffée, si l'on veut se mettre à l'abri de toute cause d'erreur.

On porte ensuite une gouttelette de ce liquide à examiner sur la lamelle que l'on retourne pour la porter sur le porte-objet soit plan, soit excavé, ou sur la chambre humide de Ranvier.

Cette méthode, la plus simple, la plus précise peut-être et qui fut longtemps celle de Pasteur, de Tyndall (1), etc., ne doit pas être négligée. Elle est cependant inférieure à la seconde, car les microbes les plus fins peuvent échapper à l'observation, ils peuvent être confondus avec de fines granulations graisseuses ou albumineuses, et les préparations ainsi obtenues sont d'une conservation difficile, ce qui n'est pas à

(1) Tyndall, *Les microbes,* trad. fr. Paris, 1883.

négliger. Aussi, dans la grande majorité des cas et surtout depuis que les méthodes d'examen bactérioscopique sont sorties de la période des tâtonnements pour être réglées d'une façon précise, se sert-on de divers réactifs.

B. — *Examen avec l'aide de réactifs.*

Parmi ceux-ci, les uns sont destinés à fixer les microbes dans leur forme, leurs dimensions, leur situation primitive, sans que l'on soit exposé à les altérer dans le cours des manipulations qu'ils ont à subir.

a. — Méthodes de fixation.

Les méthodes de fixation sont variables. La plus habituellement employée est la *dessiccation*, préconisée par Ehrenberg, utilisée par Obermeier (1) dans ses recherches sur la fièvre récurrente, et généralisée par Koch dans ces der-

(1) Obermeier, *Vorkommen feinster, eigene Bewegung zeigender Fæden im Blüt von Recurrenskranken.* (*Med. Centralbl. et Berlin. klin. Woch.*, 1873).

nières années. Pour l'appliquer, une couche mince du liquide à examiner est portée sur une lamelle couvre-objet (on peut en mettre uné goutte entre deux couvre-objet que l'on fait glisser l'un sur l'autre et que l'on sépare à l'aide de pinces) ; si le liquide est très chargé de microbes, il est quelquefois nécessaire de le diluer par l'addition d'une eau distillée microspiquement pure et stérilisée par une ébullition de longue durée.

On laisse ensuite dessécher la préparation en la mettant, bien entendu, à l'abri de toute souillure atmosphérique. Pour hâter la dessiccation, on peut passer légèrement la lamelle, la face chargée dirigée en haut, au-dessus d'une lampe à alcool ou d'un brûleur à gaz (flamme non éclairante). Il se fait bien une certaine rétraction de la couche mi-gélatineuse qui enveloppe les microbes, une sorte d'aplatissement des masses zoogléiques ou des bactéries spiralées, mais cet inconvénient, qui est compensé d'ailleurs par une fixation facile des microbes, peut être lui-même évité en ne poussant pas trop loin la dessiccation.

Les préparations ainsi desséchées doivent, avant d'être portées sur le microscope, être placées dans un milieu liquide; l'eau ou la glycérine peuvent être employées dans certains cas, mais on risque que la couche desséchée, si elle est albumineuse, se ramollisse et se détache du verre : il vaut donc mieux en général se servir de liquides qui coagulent l'albumine, soit d'alcool absolu dans lequel on plonge les préparations pendant un temps assez long, quelquefois de plusieurs jours, soit d'acide chromique à 1/2 %, puis une solution d'acétate de potasse dans l'eau (1/2) (Koch).

La caléfaction est un procédé plus rapide : Koch recommande de passer trois fois la lamelle, bien desséchée au préalable, à travers la flamme (non éclairante) d'un brûleur de Bunsen.

Quelquefois on s'est encore servi pour fixer les microbes d'une solution a queuse au centième d'acide osmique, mais, cet acide s'opposant à la fixation ultérieure des matières colorantes sur les microbes, il est préférable, ce semble, de ne s'en servir que quand on n'a pas besoin de colorer les préparations.

Il peut parfois aussi être utile de ne conserver sur les préparations que les microbes seuls et d'éliminer, de dissoudre les autres éléments qui peuvent en rendre l'étude plus difficile. Les réactifs *dissolvants* dont on se sert d'ordinaire sont les acides (acide acétique concentré, acide sulfurique 12 %) et les bases (potasse et soude en solution assez étendue 3 %; on peut se servir également de la solution à 33 % dont on ajoute une goutte à un verre de montre rempli d'eau distillée), qui éliminent les granulations albumineuses; — l'éther, le chloroforme, qui dissolvent les granulations graisseuses. Les microbes résistent à l'action de ces agents et sont plus distincts au sein de la préparation éclaircie. Disons cependant que les spirochaetes de la fièvre récurrente se détruisent sous l'influence des acides, et que dans ce cas l'emploi des dissolvants doit être évité.

b. — Réactifs colorants.

Mais il est possible d'arriver à un degré de précision plus grand encore, et cela à l'aide de divers réactifs colorants dont le mode d'emploi et la nature varient suivant l'espèce que l'on veut examiner. Il n'existe, ou du moins on ne connaît actuellement, aucune substance colorante qui teigne un microbe donné à l'exclusion

de tous les autres; c'est peut-être là le but vers
lequel doit viser la technique bactérioscopique,
mais jusqu'ici ce degré de certitude est loin
d'être atteint; cependant, en faisant succéder à
l'emploi de telle ou telle substance colorante
l'action d'un réactif capable de décolorer certains
éléments et non les autres, ou en employant
successivement, en combinant divers colorants,
on peut arriver à des données assez précises
pour certaines espèces, à une certitude presque
absolue pour d'autres (le bacille tuberculeux,
par exemple). .

Les premiers réactifs colorants employés ont
été : l'iode dissous dans une solution d'iodure de
potassium (solution de Lugol), et l'hématoxy-
line, qui colore les coccus, mais n'a pas d'action
sur les autres microbes; Koch cependant s'en
est encore servi pour colorer le flagellum des
bactéries, qui résiste aux couleurs d'aniline.

C'est pour les couleurs d'aniline que les microbes ont surtout une affinité très grande; ce
sont elles qui sont de beaucoup les plus employées, surtout depuis les travaux de Weigert
et de Koch. Les couleurs d'aniline présentent,
en effet, ceci de particulier « qu'outre leur affinité élective pour tel ou tel élément, elles don-

nent une coloration plus ou moins stable, on pourrait dire plus ou moins tenace, suivant le degré d'affinité de tel ou tel élément pour la matière colorante employée; de sorte que, par l'action de certains réactifs, on pourra décolorer presque à volonté certains éléments, tout en laissant aux autres toute l'intensité de coloration qu'ils avaient acquise au début. Or les couleurs d'aniline se fixent tout spécialement sur les microbes : ceux-ci ont plus d'affinité pour elles que les noyaux, ces derniers plus que le protoplasma cellulaire. Le principe de l'emploi de ces substances dans les recherches bactériologiques consiste donc à colorer en excès toute la préparation, puis à enlever par des moyens appropriés l'excès de la matière colorante qui abandonne successivement les granulations banales, le protoplasma et les noyaux, tandis que les microbes conservent une coloration intense. Dès lors ces éléments apparaissent avec toute netteté sur le fond décoloré de la préparation. » (Firket.)

Les couleurs d'aniline les plus généralement employées sont : le violet de méthyle (violet 5 B), le bleu de méthylène, le violet de gentiane (marque B R), la vésuvine, le brun Bismarck, le brun d'aniline, la fuchsine, le magenta, la rosaniline, le pourpre de Spiller, le dahlia, la purpurine, le vert de méthyle. Pour se servir de ces matières colorantes, on en emploie une solution aqueuse ou alcoolique concentrée dont on ajoute quelques gouttes à de l'eau distillée. Depuis les recherches de Koch, on se sert plutôt de solutions alcalinisées en ajoutant au mélange quelques gouttes d'une solution de potasse à 10 %, ou encore, avec Ehrlich, on emploie comme substance alcaline l'aniline elle-même, encore appelée huile d'aniline en raison de sa consistance huileuse. Pour éviter l'ennui de préparer chaque fois la solution colorante, Frænckel et Koch ajoutent à la solution un peu d'alcool pour en assurer la conservation (La formule de Koch est la suivante : eau d'aniline à 5 %, 100 parties, solution alcoolique concentrée de violet de méthyle, 11 parties, alcool absolu, 10 parties).

Pour colorer la préparation, on en dépose quelques gouttes sur la lamelle couvre-objet, ou bien on dépose la lamelle à la surface du liquide colorant pendant un temps plus ou moins long qu'on peut abréger en général en maintenant le liquide colorant à une douce chaleur, de 40° C.

environ. Cela fait, on aspire le trop-plein du liquide à l'aide d'un papier à filtrer, puis on décolore les éléments autres que les microbes én faisant passer la préparation dans de l'alcool absolu, une solution iodée (liq. de Gram : iode 1, iodure de potassium 2, eau distillée 300), ou des solutions salines aqueuses (acétate de potasse 10 %, carbonate de soude), ou encore des acides (acide acétique 1 %, acide nitrique 1/3 ou 1/4), du chloroforme, de la glycérine, de l'essence de girofle, suivant les cas.

Parfois on cherche à donner au fond de la préparation une teinte différente de celle des microbes colorés : c'est le procédé de double coloration. Les diverses couleurs d'aniline, possédant une aptitude inégale à se fixer sur les microbes, peuvent se déplacer l'une l'autre, c'est-à-dire qu'une préparation traitée par un réactif colorant, étant, sans décoloration préalable, exposée à l'action d'une autre couleur d'aniline, celle-ci déplace la première sur les microbes et s'y substitue à elle. On peut appliquer à la préparation les deux couleurs, soit séparément, soit mélangées. Le procédé de double coloration a donné entre les mains de Koch de brillants résultats dont un des plus intéressants à coup sûr fut la découverte des réactions du bacille tuberculeux.

Une fois la préparation colorée et lavée, on la fait passer encore une fois dans l'alcool absolu pour la déshydrater complètement et on la laisse sécher. Parfois il est nécessaire d'éclaircir la préparation; les essences de girofle, de térébenthine, remplissent bien ce but.

Pour conserver les préparations, on se sert de baume de Canada dissous dans du chloroforme, de la térébenthine ou du xylol, quelquefois de paraffine chloroformée, et on lute avec de la glycérine, de la paraffine ou mieux de la térébenthine de Venise pure, évaporée au bain-marie avec un peu de cire, de façon qu'une goutte du mélange puisée à l'aide d'une baguette de verre se coagule immédiatement et ne happe plus au doigt.

Les spores sont plus difficiles à colorer ; elles ne fixent pas en général les couleurs d'aniline et apparaissent sous forme de points clairs tranchant sur le fond coloré du microbe : on peut cependant, en exposant la préparation à l'action de la vapeur d'eau pendant une heure ou à un acide fort, enlever aux microbes le pouvoir de fixer les couleurs, tandis que les spores seules se colorent encore au bleu de méthylène (Büchner).

Quand il s'agit d'examiner des tissus frais ou durcis par l'alcool, on en fait des coupes minces à l'aide du microtome à congélation de Roy, modifié par Malassez ; on porte la coupe dans le réactif colorant qui est du reste à peu près le même que pour les liquides, on déshydrate par l'alcool et on monte dans le Dammar ou le baume de Canada.

Les préparations terminées, on les examine à un microscope à forts grossissements (3oo ou 4oo diamètres linéaires au moins), aidé d'un condensateur Abbe et d'un objectif à immersion homogène (essences de cèdre ou de fenouil, mélanges d'huile de ricin et de fenouil ou de glycérine et d'hydrate de chloral).

II. — MÉTHODES PHYSIOLOGIQUES. CULTURES

Une fois que, par les méthodes anatomiques, on a reconnu dans un liquide ou un tissu l'existence des microbes , on n'est pas sûr pour cela d'en pouvoir définir l'espèce ; des microbes d'espèces différentes peuvent présenter des formes identiques, et au contraire une même espèce peut souvent revêtir suivant les circonstances des aspects différents ; les méthodes de coloration ne permettent de définir que certaines espèces, et encore sous bien des réserves. Il peut être nécessaire alors d'étudier l'évolution des microbes, ce à quoi l'on arrive par la méthode des cultures.

Les cultures peuvent se faire sur des milieux solides ou des milieux liquides ; ces derniers ont donné entre les mains de Pasteur d'incontestables résultats ; les travaux de Koch ont démontré la supériorité des premiers ; aussi sont-ils plus généralement employés aujourd'hui.

On peut, pour un certain nombre de microbes qui se développent rapidement, étudier leur vie et leur multiplication en les déposant sur une lamelle au-dessus d'un porte-objet excavé(fig. 4) ou dans la chambre humide de Ranvier.

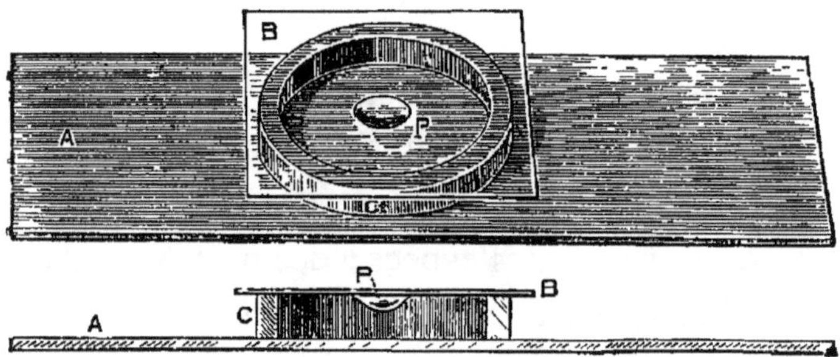

Fig. 4. — Cellule de verre pour observer sous le microscope le progrès du développement des micro-organismes.

La figure supérieure montre la cellule en perspective, et l'inférieure en donne le profil ou la coupe longitudinale. — A porte-objet; C anneau de verre formant la paroi de la chambre; P goutte du milieu nutritif dans lequel se développent les micro-organismes. (Klein).

Mais il est préférable de se servir de milieux nutritifs artificiels sur lesquels on dépose une gouttelette du liquide à examiner à l'aide d'un fil de platine chauffé au rouge, refroidi, puis trempé dans le liquide à étudier, et en opérant dans l'atmosphère de la flamme d'une lampe à alcool.

Il nous est impossible d'entrer dans tous les détails de préparation des milieux de culture ; on les trouvera exposés dans les ouvrages de Pasteur, de Tyndall, de Duclaux, de Koch, etc. Citons seulement, parmi les principaux milieux liquides employés par Pasteur, l'infusion de foin, le bouillon de viande de porc, de bœuf, de lapin, de poule, la solution de peptone et de sucre (2 grammes de peptone, 1 de sucre pour 100 centimètres cubes d'eau), la liqueur de Büchner (extrait de viande Liebig 10, peptone 8, eau 1000), le liquide de l'hydrocèle (Koch), le sérum du sang (Koch), la liqueur de Pasteur (eau 100, sucre de canne 10, tartrate d'ammoniaque 1, levure 1 (incinérée), la liqueur de Cohn (eau 100, tartrate d'ammoniaque 1, phosphate de potasse, sulfate de magnésie cristallisé, phosphate de chaux tribasique, $\bar{a}\bar{a}$ 0,5).

Tous ces liquides doivent être filtrés sur des filtres préalablement flambés et recueillis dans des vases stérilisés, tubes ou ballons. Les tubes ont sur un de leurs côtés une effilure horizontale (fig. 5, A) ou recourbée en bas (fig. 5, B), dont l'extrémité terminée en pointe est fermée à la

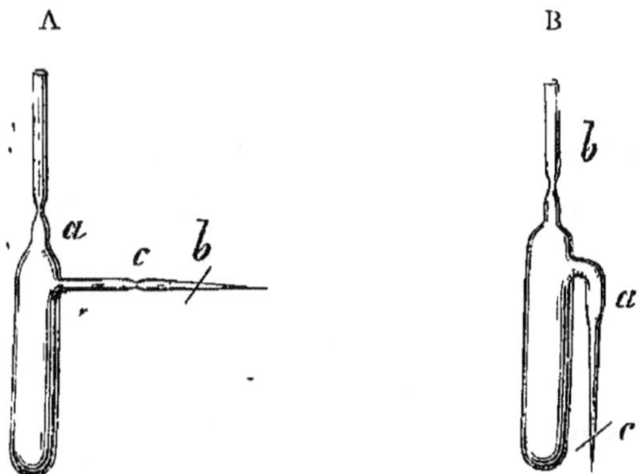

Fig. 5. — Tubes à effilures horizontale et verticale.

lampe ; le col du tube est bouché avec de l'ouate stérilisée. Pendant le flambage, l'air est raréfié dans le tube ; il est obligé de repasser dans les flacons à travers le tampon d'ouate et y arrive ainsi pur de tout germe. Pour emplir le tube, on casse l'effilure à la lampe et on fait pénétrer le liquide par capillarité ou par aspiration. On peut se servir également de ballons dont le col est bouché avec de l'ouate stérilisée (matras de Pasteur (fig. 6). Le ballon contenant le liquide nutritif est placé sur un bec Bunsen pendant une demi-heure ; au moment où on éteint la flamme, on enfonce le tampon de coton préalablement stérilisé et on renverse sur le goulot un verre rempli de coton stérilisé ; on répète l'ébul-

lition deux ou trois jours de suite en laissant
pendant l'intervalle le ballon dans une étuve à
32° — 38°, et l'on est sûr d'avoir détruit tous
les germes, si dans ce bouillon abandonné à lui-
même pendant quelques jours, ne se développe
aucun organisme.

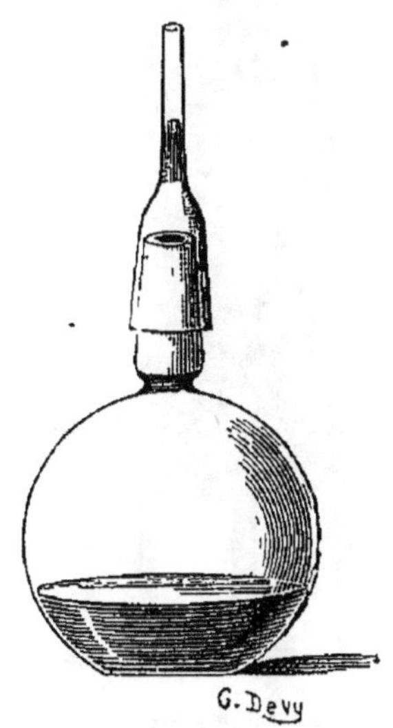

Fig. 6. — Matras de Pasteur.

Un procédé facile pour la stérilisation des
instruments qui servent à ces diverses manipulations, tubes, lames, ouate, capuchons de
caoutchouc, etc., consiste à les faire passer par
le poêle à vapeur de Koch (fig. 7). C'est un
cylindre de fer-blanc fermé par le bas, de façon

à pouvoir recevoir de l'eau, et coiffé d'un couvercle non hermétique. Cylindre et couvercle

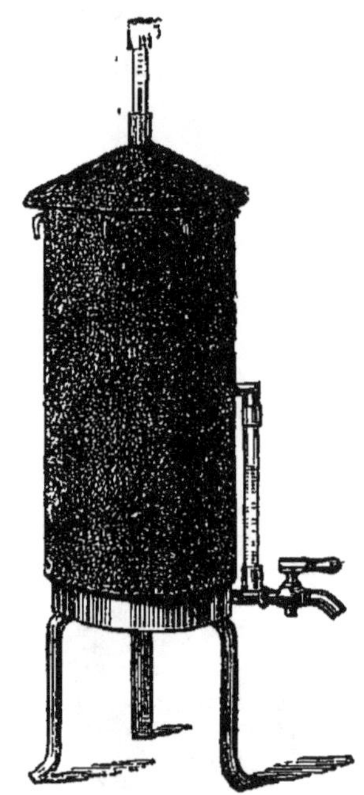

Fig. 7. — Poêle à vapeur de Koch.

sont recouverts de feutre pour éviter la déper-
dition du calorique. Dans le quart inférieur du
cylindre on verse de l'eau que l'on fait bouillir
en chauffant par le bas : une grille placée un
peu au-dessus de l'eau reçoit les objets à désin-
fecter ; ceux-ci sont constamment enveloppés par
le courant de vapeur qui se forme au-dessous

d'eux, et sont complètement stérilisés après un temps variant de 1 à 2 heures.

Les microbes se développent bien en général dans ces milieux liquides, et, si tous les microbes introduits dans ce milieu de culture sont tous de la même espèce, il suffira d'examiner de temps en temps une goutte du liquide nutritif pour connaître l'évolution de ces éléments. Mais en général les produits que l'on a à examiner fourmillent de microbes ; déposées dans un milieu liquide, chacune des espèces va se développer, et au bout de quelques jours la solution nutritive contiendra autant d'espèces que précédemment ; un seul germe étranger tombé dans le liquide pendant les manipulations indispensables, peut contaminer toute la masse. Ces inconvénients frappèrent les observateurs et les amenèrent à se servir comme terrain de culture de milieux solides. « Si l'on examine, dit Firket, une tranche de fromage mou, de pain humide, de pomme de terre cuite, etc., exposée pendant un certain temps à l'air, puis conservée dans un milieu fermé pour éviter la dessiccation, on y voit apparaître, aux points où se sont déposés les germes en suspension dans l'atmosphère, des colonies parasitaires plus ou moins nombreuses. Or, suivant la nature des germes qui ont donné naissance à ces colonies, celles-ci présentent déjà à l'œil nu, plus encore à la loupe, de grandes différences d'aspect et de coloration : il en est de grises, de jaunes, de rouges ; il en est qui paraissent homogènes, presque laiteuses, d'autres ont une surface inégale, écailleuse, etc. Ces colonies sont plus ou moins nombreuses, plus ou moins irrégulièrement espacées suivant les hasards du dépôt des germes parasitaires, mais elles restent, au début du moins, séparées les unes des autres et nettement distinctes, parce que la résistance du milieu solide sur lequel elles végètent s'oppose à la dissémination des germes dans toute la masse... Si on les examine au microscope, en employant au besoin les procédés bactérioscopiques décrits plus haut, on constate que chaque colonie contient une seule et même espèce parasitaire : les différences dans l'aspect microscopique des colonies correspondent à des différences dans les éléments qui les constituent, et deux microbes de même forme, mais non de même espèce, que l'examen microscopique n'aurait pas permis de distinguer, même à l'aide des objectifs les plus puissants, présenteront certaines différences dans les caractères de leurs colonies, appréciables à l'œil nu ou à un grossissement assez faible... Chaque colonie est au début une culture pure, et, si l'on y puise pour ensemencer ensuite une nouvelle tranche de pain, de pomme de terre, etc., placée dans les mêmes conditions de température et d'humidité, on obtient des colonies absolument pures de l'espèce qu'on a voulu étudier. » Telle est l'observation qui a servi de principe à la méthode des cultures sur milieu solide.

Les milieux solides employés ont été d'abord des tranches de pomme de terre bouillie, du blanc d'œuf cuit, de la colle de pâte (Fokker, Schrœter, Cohn, Wernich). Depuis les travaux de Koch, qui a donné les préceptes systématiques et raisonnés de cette méthode, on emploie autant que possible des milieux de culture transparents, permettant d'observer à l'occasion le développement des schizophytes dans la profondeur du substratum nutritif. Pour cela on ajoute à un liquide nutritif (bouillon, sérum du sang, liquide de l'hydrocèle, etc.) une certaine quantité de gélatine, suffisante pour que la masse se coagule à la température à laquelle on veut soumettre les cultures. Koch se sert d'une gélatine toute spéciale dont la préparation est assez compliquée et à laquelle il donne le nom de *Nœhrgelatine fleischwasserpeptongelatine*. Dans les autres liquides nutritifs, il faut ajouter une proportion de 7,5 à 10 pour 100 de gélatine, de façon que le mélange reste solide à une température de 25 à 30 degrés. Certains microbes exigent pour leur développement une température plus élevée ; dans ce cas, on peut se servir d'un mélange d'agar-agar ou colle du Japon et de solution de peptone sucrée, qui reste solide à la température de 45 à 58 degrés, c'est-à-dire à une température beaucoup plus élevée que celle qui est jamais employée pour la culture des microbes.

Cette gélatine nutritive est chauffée jusqu'à consistance liquide et versée dans des ballons stérilisés ou des tubes inclinés de façon à présenter la surface la plus large possible, ou bien étalée à la surface d'une lame de verre. Elle se solidifie par refroidissement. Pour l'ensemencer, on se sert d'un petit fil de platine plongé dans la substance qui est censée contenir des bactéries, et on fait sur la couche de gélatine des stries transversales, ou bien on pique avec le fil la gélatine étalée sur la lame divisée en carrés, ou bien encore on mêle la substance à examiner avec de l'eau stérilisée et on verse le mélange sur la gélatine étalée sur une lame. Pour obtenir des cultures pures d'une seule espèce de bactéries, ou pour séparer dans un milieu nutritif les diverses espèces de microbes qui peuvent s'y rencontrer, on se sert de deux méthodes : la méthode des cultures fractionnées de Klebs, et la méthode des dilutions successives de Lister et Naegeli, perfectionnée et réglée par Koch. Dans la *culture fractionnée,* on admet que dans un même milieu nutritif les bactéries ne se développent pas toutes avec la même facilité. Si donc, au bout de 24 à 48 heures, on examine un tube, une ou deux espèces seules auront pris un certain développement ; on en ensemence un nouveau tube et ainsi de suite, et après plusieurs opérations on a des chances de n'avoir plus affaire qu'à une seule espèce bien distincte. Dans la méthode des *dilutions successives,* on ensemence d'abord un premier tube, tube original, contenant de la gélatine liquéfiée à une chaleur de 3o à 35 degrés ; on agite pour assurer la répartition des microbes dans toute la masse. De ce premier tube on recueille avec l'anse de platine une gouttelette que l'on porte dans un deuxième tube à infecter ; de la même façon celui-ci sert à ensemencer un troisième, puis la gélatine du dernier tube ensemencé, maintenue liquide, est versée sur une lame de verre tenue très horizontalement, qu'on place sous un cristallisoir en attendant le développement des colonies parasitaires qui sont d'ordinaire de la même espèce et en petit nombre.

Une fois la gélatine ensemencée, il faut l'abandonner à une température propre au développement des microbes qu'elle contient. Quelquefois la température de la chambre suffit, mais le plus souvent on se sert d'étuves munies d'un régulateur à gaz, maintenues à une température constante. La plus employée est celle de d'Arsonval, dont la régulation s'obtient par un mécanisme très simple (fig. 8.) C'est un réservoir d'eau périphérique au milieu duquel se trouve la cavité dans laquelle on place les objets à chauffer. L'extrémité inférieure de l'appareil est chauffée par une couronne de becs de gaz ; sa forme conique est très favorable pour la circulation du liquide chauffé. L'entrée du gaz est réglée par des lames de caoutchouc qui se rapprochent, si l'eau se dilate, de l'orifice par où arrive le gaz, et qui modèrent ainsi l'écoulement de celui-ci.

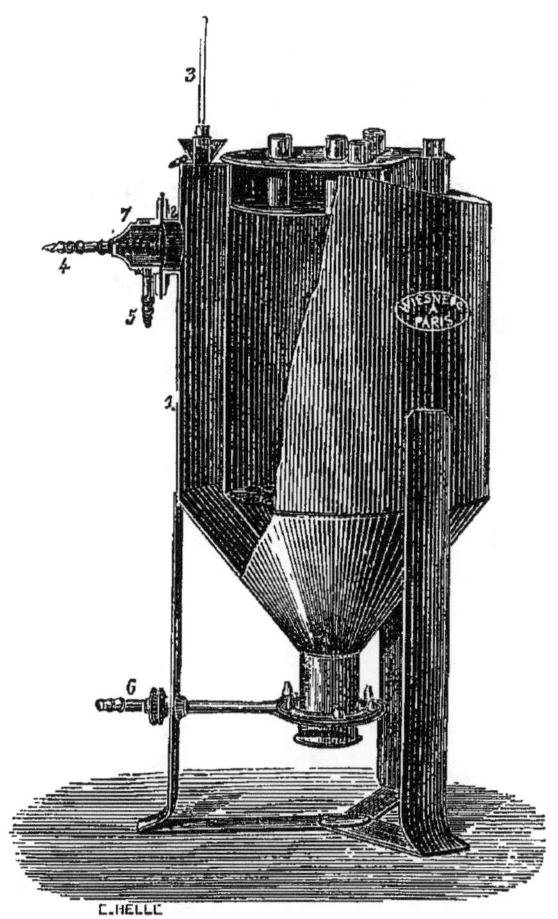

Fig. 8. — Étuve de d'Arsonval.

L'expérimentation sur les animaux constitue un autre procédé physiologique pour l'étude de certains microbes, nous aurons à y revenir plus loin.

Nous nous sommes attardés un peu longuement peut-être sur ces questions techniques, mais, aujourd'hui que les recherches bactériologiques sont devenues un complément presque indispensable et souvent un auxiliaire puissant des études cliniques, il était nécessaire de donner d'une façon succincte, sinon les détails, du moins les principes et la marche à suivre pour la recherche des microbes.

CHAPITRE VI

CLASSIFICATION DES MICROBES

Nous avons vu plus haut, à propos des formes diverses que peut revêtir une même espèce de microbe, du polymorphisme des bactéries, combien il est difficile, dans l'état actuel de nos connaissances, d'établir une classification exacte et raisonnée dans ce monde des infiniment petits. Nous devons dire un mot cependant de ce qui a été tenté jusqu'ici.

Il n'existe plus entre les naturalistes de divergences sur la nature organisée et végétale des microbes. Les mouvements spontanés, la puissance de multiplication, surtout sur des terrains appropriés, l'égalité de dimensions unie à la régularité de la forme, tels sont les caractères

sur lesquels Naegeli s'appuie pour démontrer la
nature organisée des granulations qui pourraient
être confondues avec des éléments inorganiques.

La nature végétale des microbes a été établie
par Davaine et Cohn, en se basant sur les seuls
caractères de formes, de mouvements, de modes
de reproduction. Les caractères chimiques ont
une importance bien plus décisive ; c'est sur eux
que Robin s'est appuyé. Il prit pour point de
départ le principe de physiologie générale
donné par Blainville, à savoir que les principes
ternaires prédominent dans les plantes, que les
quaternaires azotés l'emportent, au contraire,
dans les animaux. Après de nombreux essais, il
arriva à trouver dans l'ammoniaque dissoute et
concentrée un réactif permettant de distinguer
les corpuscules de nature végétale. L'ammoniaque, en effet, dissout les œufs, les embryons
de tous les animaux, le corps de tous les infusoires, attaque les spermatozoïdes, etc., tandis
qu'elle laisse intactes toutes les variétés de cellulose, les éléments anatomiques reproducteurs
des plantes, qu'on l'emploie à froid ou portée à
l'ébullition. Un autre réactif est fourni par
l'acide acétique concentré, qui fait pâlir les tis-

sus animaux, tandis qu'il est sans action sur les bactéries (Luckowsky).

Disons cependant que quelques naturalistes, avec Haekel, ont placé les microbes avec les monères, flagellées, diatomées, etc., dans un règne intermédiaire entre le règne animal et le règne végétal, dans ce qu'ils appellent les protistes.

Une fois établi la nature des bactéries, la question se simplifiant de plus en plus, il n'y avait plus qu'à déterminer la classe de végétaux à laquelle elles appartiennent. Sont-ce des algues, bien qu'elles soient dépourvus de chlorophylle? sont-ce des champignons, dont elles présentent bien des caractères? Sachs tranchait la difficulté en réunissant les algues et les champignons dans un même groupe, les thallophytes. Quant aux autres auteurs, leurs opinions varient : les uns, avec Robin, Naegeli, Zopf, etc., se basant sur certaines affinités physiologiques des bactériens avec les saccharomycètes, les rangent parmi les champignons (schizomycètes); les autres, avec Davaine, Rabenhorst, Cohn, van Tieghem, ete., frappés par les ressemblances de forme, de mode de groupement, les rangent parmi les algues, à côté des Oscillariées et des Chroococcées. Cette dernière opinion semble prévaloir actuellement, et la dénomination de schizophytes est le plus généralement en vigueur.

Où les difficultés les plus sérieuses commencent, c'est quand il s'agit de classer les schizophytes en groupes et en espèces. Les différences de dimensions portent sur des quantités si minimes qu'il est difficile d'y chercher un caractère distinctif; les modes de reproduction ne nous sont pas encore connus pour chaque espèce; la forme est variable suivant l'époque de l'évolution ou certaines conditions extérieures. Et cependant c'est ce dernier caractère qui, à défaut d'autres, sert encore de base aux classifications les plus récentes de Cohn, Zopf, van Tieghem, Rabenhorst et Flügge.

Nous ne saurions souscrire encore à l'essai de classification de Zopf, basé sur le polymorphisme des microbes; sa division en Coccacées, Bactériacées, Leptothricées et Cladothricées pèche par une généralisation trop hâtive de données qui ont besoin d'être contrôlées avant de passer définitivement dans la science.

A son ancienne classification en sphérobactéries, microbactéries, desmobactéries et spirobactéries, Cohn en a substitué une autre plus complète : les Bactériens et les Oscillariées sont réunis dans une même classe, les Schizophytes, qui comprend tous les organismes inférieurs végétaux, dépourvus ou non de chlorophylle, se multipliant par scissiparité ; et chacun des genres de l'ancien groupe des Bactériens y est placé à côté des genres d'Oscillariées dont il se rapproche par son organisation, les *micrococcus* et les *bacterium* à côté des *aphanothece* et de *aphanocapsa* ; les *bacilles* à côté des *leptothrix* et des *beggiatoa*, les *spirillum* à côté des *spirulina*, etc. Cette classification, quelque importante qu'elle puisse être au point de vue de l'histoire naturelle des schizophytes, ne doit pas nous arrêter ici.

Les classifications de van Tieghem, de Rabenhorst et Flügge sont plus pratiques pour l'étude des microbes, bien qu'elles ne tiennent aucun compte des modifications morphologiques que subit une bactérie dans son développement. Nous reproduisons ici comme exemple, et d'après Cornil et Babès, la classification de Rabenhorst et Flügge.

Cellules rondes ou ovoïdes

- Isolées ou en chapelet ou en zooglée — Micrococcus
- formant des zooglées de formes déterminées
  - Colonies solides remplies de cellules
    - en grand nombre, en colonies irrégulières — Ascococcus
    - en petit nombre, mais déterminé, en groupes réguliers — Sarcine
  - Une couche simple à la périphérie — Clathrocystis

Cellules cylindriques

- Courtes, isolées ou en amas, ou zooglées — Bacterium
- longues, cylindriques formant des filaments
  - filaments isolés ou entrelacés ou en faisceaux
    - sans ramifications
      - filaments droits
        - courts cloisonnés : — Bacillus
        - longs, mal cloisonnés
          - minces — Leptothrix
          - gros — Beggiatoa
      - ondulés en spirales
        - courts, rigides — Spirillum (vibrio)
        - long, flexibles — Spirochète
    - Fausses ramifications — Streptothrix / Cladothrix
  - En zooglée — Myconostoc

Parmi ces divers genres, les genres micrococcus, bacterium, bacillus, spirillum ou vibrio et spirochæta sont à peu près les seuls qúi intéressent le médecin. Dans chacun de ces genres, on peut, au point de vue de leurs propriétés, diviser, avec van Tieghem, les individus en trois groupes, selon qu'ils sont zymogènes, chromogènes ou pathogènes.

CHAPITRE VII

ROLE DES MICROBES

Les microbes, comme nous l'avons vu, sont répandus partout à profusion, dans l'air, dans l'eau, à la surface du sol et jusque dans l'intérieur des corps vivants. Comme tout a sa fin, sa raison d'être dans l'économie universelle, cette dissémination suffirait déjà pour nous faire entrevoir *a priori* le rôle immense auquel ils doivent être appelés. Sans vouloir entrer ici dans de longs développements philosophiques sur le mouvement et la transformation de la matière qu'ils favorisent *(corruptio unius est generatio alterius)*, bornons-nous à examiner rapidement leur rôle comme agents des fermentations, comme producteurs de certaines matières colorantes, comme agents de certaines maladies de l'homme et des animaux. Ces rôles sont tous jusqu'à un certain point corrélatifs l'un de l'autre ; ils ne diffèrent pas essentiellement, ils ne sont que la manifestation des phénomènes vitaux de ces infiniment petits. « Dans le domaine des lois naturelles, dit avec raison Arnould(1), la maladie n'existe pas, il n'y a que des agents qui, dans les conditions favorables, accomplissent régulièrement l'œuvre qui leur incombe dans la vie universelle. »

(1) J. Arnould, *Nouveaux éléments d'hygiène*. Paris, 1881, 1 vol. gr. in-8.

I. — ROLE ZYMOGÈNE

L'intervention des microorganismes comme agents des processus fermentatifs a été si magistralement mise en évidence par les remarquables travaux de Pasteur, qu'elle entre comme partie intégrante dans la définition même des fermentations. « On désigne, dit Duclaux, sous le nom de fermentations, les transformations chimiques que subissent certaines substances dissoutes, sous l'influence d'êtres organisés, toujours privés de chlorophylle, qui se développent et vivent dans l'intérieur du liquide qui fermente » (Duclaux) (1).

La propriété d'être ferment n'est pas une

(1) Duclaux, art. FERMENTATION, in *Dict. encyclop. des Sciences médicales*.

propriété de structure permanente, une fonction organique de ces êtres organisés : elle est liée à certaines conditions d'existence et de milieu, en particulier à l'absence d'oxygène. Ayant besoin d'oxygène pour se développer et n'en trouvant pas autour d'eux, ils en empruntent au milieu dans lequel ils végètent. (Théorie de la fermentation de Pasteur).

Pour l'étude des modifications que subit le liquide qui fermente, nous renvoyons à l'article que Jeannel a consacré aux Ferments, Fermentations dans le *Nouveau dictionnaire de médecine et de chirurgie pratiques* (1).

Les organismes qui agissent comme ferments vrais ou ferments figurés appartiennent à trois familles : les mucorinées, les saccharomycètes et les schizophytes ou microbes proprement dits. Le *mucor racemosus* peut dans certaines conditions jouer le même rôle que la levure de bière (Pasteur). C'est dans le groupe des saccharomycètes que nous trouvons, sinon les ferments les plus nombreux, du moins les mieux étudiés et les mieux connus ; citons seulement : le *saccharomyces cerevisiae,* qui est le ferment

(1) Jeannel, *Nouveau dict. de méd. et de chir. prat.*, art. Ferments, Fermentations, t. XIV, p. 591.

.habituel de la bière, le *saccharomyces vini,* qui produit la fermentation alcoolique du jus de raisin, le *saccharomyces pastorianus,* dont les différentes espèces se rencontrent dans la plupart des fermentations du vin après la fermentation alcoolique, le *mycoderma vini,* qui forme l'écume du vin, de la bière, de la choucroute, etc. Nous n'avons pas à nous en occuper ici et nous passons à l'étude des microbes, des schizophytes zymogènes.

Parmi les *micrococcus,* nous trouvons : le *microcoque du vin filant* qui se rencontre sous forme de chaînettes de micrococcus ayant 2 μ de diamètre et qui produit un changement mucoïde particulier du vin et de la bière (Pasteur) ; le *micrococcus ureæ* (ferment urique, aérobie, de Pasteur) qui produit la fermentation ammoniacale de l'urée et est formé de microcoques ronds de oμ,12 à oμ,2, le plus souvent en chaînettes ; le micrococcus de la phosphorescence (aérobie) forme des zooglées sur la viande et le poisson pourris (Pflüger).

Dans le genre *bacterium,* les microbes les plus importants sont : le *bacterium lactis* ou ferment lactique, qui produit la fermentation lactique acide et transforme le sucre de lait

en acide lactique, il est anaérobie et formé
de cellules étranglées en leur milieu, de 1μ, 5
à 3μ de longueur ; le *bacterium* ou *mycoderma
aceti* (Pasteur) est plus petit que le ferment
lactique et groupé en zooglées, en chaînettes,
formant des pellicules à la surface du liquide;
il transforme l'alcool en acide acétique et se
trouve en quantités énormes dans la bière qui
commence à aigrir (Cohn).

Parmi les *bacilles* zymogènes, le plus important est le *bacillus butyricus*, amylobacter ou
ferment butyrique de Pasteur. On le trouve
dans les carottes, les pommes de terre altérées,
le malt, la choucroute, les concombres, le lait,
le fromage ; il présente une longueur de 3 à 10 μ
pour une épaisseur de 0μ, 8 à 1 μ, et forme des
chaînettes, des filaments très mobiles et des
zooglées ; il est anaérobie, se développe facilement et produit des spores en grand nombre
même à l'abri de l'air. Dans les solutions d'amidon, de dextrine et de sucre, il donne de l'acide
butyrique, et est l'agent de la fermentation
butyrique du lait et du fromage. L'intestin et
l'estomac des herbivores en renferment un
grand nombre ; il y décompose la cellulose et a
par là une importance capitale dans la digestion

de ces animaux. Un autre bacille, le *dispora caucasica*, a été décrit par Kern (1), comme étant l'agent de la fermentation du koumys. Pour d'autres auteurs, ce bacille y serait accidentel, la fermentation étant produite plutôt par le *saccharamyces mycoderma*.

Les genres spirillum et spirochaete ne renferment pas de microbes zymogènes connus.

A côté des microbes zymogènes se placent ceux qui donnent lieu à la putréfaction, les *microbes septogènes*. Ces deux rôles ne sont pas aussi éloignés qu'ils semblent l'être au premier abord. La *putréfaction*, en effet, n'est à vrai dire qu'un mode de fermentation ou plutôt c'est l'ensemble et le résultat des diverses fermentations dont les corps végétaux et animaux sont le siège après leur mort (Cornil). Ici ce n'est pas tel ou tel microbe qui intervient pour produire une fermentation donnée, ce sont une série de microbes qui, chacun, pour sa part, concourent à l'action commune. « Sous leur influence, le sucre se transforme en acide lactique, mannite, dextrine, glycérine, amidon et acide lactique, en acide butyrique, en mucilage ; l'alcool se trans-

(1) Kern., *Ueber ein neues Milchferment aus dem Kaukasus.* (*Bull. de la Soc. des Natur.* de Moscou, 1881.)

forme en acide acétique, l'urée en carbonate d'ammoniaque, l'albumine se convertit en peptones et autres corps semblables. En même temps prennent naissance de la leucine, de la tyrosine, des acides gras (butyrique, margarique, palmitique), des produits volatils, l'indol, le phénol, le scatol, l'hydrogène sulfuré, l'ammoniaque, de l'acide carbonique et de l'eau ; enfin divers composés spéciaux décrits sous le nom de poisons putrides (Panum), de sepsine (Bergmann et Schmiedeberg), les alcaloïdes septiques (Zulzer et Sonnenschein), les alcaloïdes cadavériques ou ptomaïnes (Selmi et A. Gautier) » dont les discussions actuellement ouvertes à l'Académie de médecine ont démontré toute l'importance et sur lesquels nous aurons à revenir.

On peut encore rapprocher de la putréfaction la *nitrification*, qui transforme dans le sol l'ammoniaque en acide azotique, opération de la plus haute importance pour la nutrition des végétaux qui ne peuvent tirer l'azote de l'ammoniaque, mais doivent le prendre à l'acide azotique. Pour le dire immédiatement, les recherches de Schlœsing et Muntz (1) semblent bien

(1) Schlœsing et Muntz, *Nitrification par les ferments organiques*. (*J. de Chimie et Pharm.*, 1877.)

prouver qu'il s'agit là de l'action d'un ferment figuré, sans qu'il ait été possible jusqu'ici de décider quels sont les organismes chargés de cette fonction.

Les microbes qui interviennent dans la putréfaction sont nombreux, mais il en est qui semblent avoir une influence plus directe, plus rapide, plus complète que les autres. Il en est un grand nombre qui appartiennent au genre *micrococcus* : différents les uns des autres par leurs dimensions et leur mode de développement, ils sont très répandus dans l'air, dans le corps de l'homme et des animaux, partout où il existe quelques débris de tissu mort, dans la cavité buccale, dans les exsudations des cavités nasales et bronchiques, dans l'intestin grêle et le gros intestin où ils se développent en abondance.

Parmi les *bactéries,* le *bacterium termo* est certainement le plus important et le plus fréquent des microbes septogènes ; c'est celui que l'on doit considérer avec Cohn, sinon comme l'unique, du moins comme le principal agent de la putréfaction. Ce sont des bâtonnets courts et cylindriques de $1\,\mu,5$ de diamètre sur 5 à $7\,\mu$ de longueur, flagellés, étranglés à leur milieu

sous forme d'haltère et disposés en amas irré-
guliers, en zooglées arrondies ou en séries
linéaires. Le *bacterium lineola*, de dimensions
plus considérables que le précédent, se trouve
dans l'eau et forme des zooglées à la surface des
pommes de terre et de diverses infusions.

Les *bacilles* comprennent un certain nombre
de microbes septogènes parmi lesquels nous
citerons d'abord : le *bacillus subtilis* (bactérie
du foin) : c'est un bâtonnet de 2 μ à 6 μ de longueur sur 1 à 2 μ d'épaisseur, à spores ovales,
brillantes, de 1 à 2 μ de longueur sur 0 μ,6 de
largeur ; il est très commun et très répandu dans
presque toutes les matières organiques riches en
azote qui se décomposent au contact de l'air ; il
se développe facilement dans tous les milieux
nutritifs contenant des sels et des composés
azotés et résiste à une température de 100° ;
peut-être en existe-t-il différentes espèces (Babès).
Le *bacillus ulna,* plus long et plus épais que le
bacillus subtilis, se trouve dans les liquides putréfiés ; le *bacillus septicus* qui se trouve dans la
terre, le sang putréfié et les liquides albumineux
en voie de putréfaction, ne se multiplie pas
dans un milieu où existent des *bacterium termo*
ou des *bacillus subtilis* ; les *bacilles des selles*

normales dont Bienstock (1) a décrit cinq espèces différentes ; enfin plusieurs espèces de *streptothrix*,, de *cladothrix* et de *beggiatoá* se rencontrent dans les eaux stagnantes (sulfureuses pour les dernières) contenant des matières organiques en décomposition.

C'est encore dans les eaux marécageuses que l'on rencontre le plus facilement les *spirilles* septogènes, parmi lesquels nous ne ferons que nommer le *vibrio rugula,* le *vibrio serpens,* les *spirillum volutans* et *sanguineum*, et le *spirochæta plicatilis.*

Certaines putréfactions s'accompagnant d'une odeur nauséeuse sont dues, d'après Rosenbach (2) qui les a étudiées, à des microbes spéciaux, les *bacilles saprogènes* ; il en a cultivé trois espèces, l'une venant du contenu putride des follicules de l'amygdale, l'autre de la sueur de la plante du pied, la troisième d'un fragment de moelle putréfiée d'un os compris dans une gangrène des extrémités.

(1) Bienstock, *Bakterien d. Faeces (Zeitsch. f. klin. Med.* 1884).

(2) Rosenbach, *Mikro organismen bei d. Darmentlee: un•gen. (Berl. klin. Wochenschrift,* 1884).

II. — ROLE CHROMOGÈNE

Un certain nombre de microbes ont la propriété de produire diverses matières colorantes et sont appelés pour cette raison *microbes chromogènes*. Le pigment qu'ils forment est soluble ou insoluble dans l'eau et par conséquent peut se communiquer aux milieux sur lesquels ils se développent ou rester limité aux cellules. Tous ces microbes sont aérobies et ne produisent le pigment que quand l'air leur arrive librement; à l'abri de l'air, ils restent incolores. Leur pouvoir chromogène augmente du reste quand ils se trouvent sur un terrain approprié, il diminue ou disparaît quand les conditions du milieu sont défavorables.

Parmi les *micrococcus* chromogènes nous citerons : le *micrococcus prodigiosus* (l'*Hostienblut* des Allemands), qui donne une couleur rouge sang insoluble ; le *micrococcus de la sueur rouge* (Babès) ; le *micrococcus luteus* (Cohn) qui donne la couleur jaune de la sueur, tous deux sont insolubles ; le *micrococcus aurantiacus* (orange soluble) ; le *micrococcus chlorinus* (vert, soluble) se développant sur l'albumine cuite ; le *micrococcus cyaneus* (bleu, soluble) ; le *micrococcus violaceus* (violet) formant des masses zoogléiques sur les pommes de terre bouillies ; le *micrococcus fulvus* (couleur de rouille) s'observe sur le crottin de cheval ; le *clathrocystis roseo-percina* (fleur de pêcher) forme dans la vase des zooglées gélatineuses qui se creusent en cavités remplies d'eau. Le *bacterium xanthinum* (jaune, soluble) se trouve dans le lait jaune après la cuisson ; le *bacterium æruginosum* est une bactérie incolore qui produit une couleur verdâtre dans le pus ; le *bacterium cyanogenum* donne au lait bleu sa coloration et se développe également dans les liquides amidonnés.

Les principaux *bacilles* chromogènes sont : le *bacillus ruber*, qui est rouge brique et a été

découvert sur le riz bouilli ; le *bacillus erythros-
porus* se développe sur les substances albumineuses en putréfaction sous la forme de petites
pellicules rouges.

III. — ROLE PATHOGÈNE

Si le rôle des microbes est important comme agents de la fermentation et de la putréfaction, si la fonction chromogène est une curiosité intéressante dans l'histoire de certaines espèces, c'est quand ils pénètrent dans le corps de l'homme ou des animaux et y développent divers états pathologiques que leur influence est des plus frappantes et des plus considérables; aussi devons-nous nous arrêter un peu plus longuement à l'étude des microbes pathogènes.

Nous verrons plus loin à établir le rôle pathogénique des microbes; disons dès à présent que, parmi les innombrables schizophytes qui nous entourent de toutes parts, qui pénètrent dans l'économie par l'air que nous respirons, par l'eau qui nous désaltère, par les substances organiques qui nous servent de nourriture, il en est un grand nombre qui n'ont ni sur l'homme ni sur les animaux aucune influence fâcheuse. Des bactéries communes (du tartrate d'ammoniaque) pures en pleine activité ont été tout récemment injectées par Debove et Roux à des lapins qui restèrent en parfaite santé. Mais il en est aussi qui semblent d'une façon plus ou moins évidente en relation intime de cause à effet avec les maladies infectieuses de l'homme et des animaux : ceux-là sont les *microbes pathogènes*. Pour que cette relation soit parfaitement établie, il faut que l'on ait rempli certaines conditions : que l'on ait trouvé le même microbe dans tous les cas de la maladie en question et rien que dans cette maladie ; qu'isolé, c'est-à-dire purifié par des cultures artificielles de tous les autres organismes qui peuvent l'accompagner, cultivé dans un liquide indifférent un assez grand nombre de fois pour qu'on ne puisse plus soupçonner la présence d'un atome du liquide primitif dans lequel on l'a puisé, et inoculé à un animal sujet à la maladie, il reproduise la maladie première ; qu'enfin tout animal ainsi affecté contienne le microbe dans les mêmes points que le premier animal sur lequel il a été pris.

Ces conditions sont loin d'être remplies pour tous les microbes considérés actuellement comme pathogènes, soit que l'on n'ait pas encore pu découvrir de terrain nutritif favorable à leur culture, soit que les races animales aient présenté pour ces agents une résistance, une immunité invincible. Aussi en aurions-nous bien vite fini avec les microbes pathogènes, si nous ne voulions nous arrêter qu'à ceux pour lesquels la démonstration de leur rôle morbigène a été fournie d'une façon complète et définitive.

Nous devons faire plus et résumer rapidement l'état actuel de la science sur les micro-organismes qui présentent quelque relation avec la maladie.

Dans cette étude il serait peut-être plus intéressant de prendre l'ordre chronologique et de suivre ainsi pas à pas l'évolution de la bactériologie dans ses rapports avec la pathologie, mais depuis la constatation de la bactéridie charbonneuse (sang de rate) par Davaine et Rayer en 1850 et surtout dans ces dernières années les recherches se sont tellement multipliées, annonçant chaque jour de nouveaux

microbes pathogènes ou soi-disant tels, infir-
mant les premières découvertes ou en amenant
de nouvelles, que nous risquerions fort de nous
égarer. Aussi préférons-nous suivre l'ordre que
nous avons adopté déjà en étudiant les agents
de la fermentation et de la putréfaction, c'est-
à-dire voir dans chaque genre les espèces qui
semblent se rapporter à telle ou telle maladie,
quitte à insister un peu plus sur celles dont la
fonction pathogène est plus sûrement établie.

A. — *Microcoques pathogènes.*

Le *micrococcus ovatus* se rencontre dans le
sang, les organes, les œuf de vers à soie atteints
de la *pébrine* ou maladie des corpuscules des
vers à soie ou maladie de Cornalia, du nom de
celui qui les a le premier décrits (Lebert, Naegeli,
Pasteur); ils ont 3 à 4 μ de longueur et sont
isolés, en haltères ou en petites chaînettes.

Le *micrococcus bombycis* cause chez les vers
à soie la maladie appelée *flacherie* ou maladie
des morts blancs; ce sont des corpuscules
allongés de 1 μ, 5 se rencontrant en grand nombre, isolés, en haltères et en chaînettes droites

ou courbes dans le liquide gastrique et le tube intestinal des vers atteints de cette maladie.

Le *micrococcus de la nécrose progressive de la souris* (Koch) formé de cellules rondes de o µ 5, disposées en chaînettes, donne après injection une nécrose progressive des tissus de la souris et entraîne la mort de l'animal inoculé.

Le *micrococcus de la pyémie du lapin* (Koch), cellules de o µ 25 de diamètre en zooglées denses, ou isolées ou disposées deux à deux, entourant les vaisseaux et étant le point de départ de thrombus, puis d'abcès métastatiques.

Le *micrococcus de la septicémie du lapin* (Koch), maladie expérimentale produite par l'injection d'une macération de viande putréfiée, et donnant lieu à une gangrène progressive au point d'inoculation avec exsudation œdémateuse, puis à une mort rapide en deux ou trois jours. Dans le liquide de l'œdème, les veines cutanées, les glomérules des reins, le poumon et la rate, on trouve des microcoques de o µ, 8 à 1 µ, isolés, en haltères ou en zooglées qui, inoculés au lapin ou à la souris, reproduisent la même maladie.

Le *micrococcus de la septicémie consécutive*

au charbon (Charrin) (1), en chapelets de 15 à 20 cellules ayant 1 μ de diamètre, se rencontre dans le sang des lapins morts du charbon depuis quelques heures ; inoculé à des lapins, il les tue en deux jours par une sorte de septicémie sans suppuration.

Le *microbe d'une maladie du perroquet* (Eberth, Wolf) donne lieu à une sorte de mycose intestinale analogue au choléra des poules.

Dans le *rouget du porc*, Pasteur et Thuilier ont trouvé un micrococcus dans le sang, tandis que Klein y a découvert un bacille.

Le *micrococcus pyogenes* (Pasteur, Ogston et Rosenbach) est un diplococcus qui, injecté aux animaux, produit sur place des *suppurations* et, dans le sang, la pyémie. Il ne serait pas, d'après Rosenbach (2), l'agent essentiel de la suppuration. Celle-ci reconnaîtrait pour causes :

Le *staphylococcus pyogenes aureus*, formé de cellules rondes, disposées en grappes de raisin, a été découvert par Pasteur dans le furoncle et l'ostéomyélite infectieuse, mais se rencontre,

(1) Charrin, *Une septic. expériment.* Th. Paris, 1885.
(2) Rosenbach, *Mikroorganismen in den Wundinfections-krankheiten des Menschen*, Wiesbaden, 1884.

d'après Rosenbach, dans la plupart des suppurations, de même que

Le *staphylococcus pyogenes albus* qui res-
semble tout à fait au précédent, mais donne
des cultures blanches au lieu de jaunes.

Le *micrococcus pyogenes tenuis* qui y est
cependant bien plus rare, et enfin :

Le *streptococcus pyogenes* qu'Ogston et
Rosenbach ont décrit dans le pus blanc des
abcès et des phlegmons et qui se présente en
chaînettes allongées, formées de microcoques
arrondis, d'un diamètre variant de o μ 1 à o μ, 7
dans une même chaînette. Ce sont probablement
des cellules de streptococcus aureus que Pasteur
et Doléris (1) ont observées dans la forme ordinaire suppurative de la fièvre puerpérale.

Le *micrococcus de l'ostéomyélite* (Pasteur
ne serait autre pour Rosenbach que le staphylococcus aureus ; cependant Becker a vu sur des
lapins auxquels il avait fracturé certains os des
membres, l'injection de ces micrococcus suivie
d'ostéomyélite avec abcès métastatiques dans
les poumons, les reins, etc., et il en fait un
élément spécial.

(1) Doleris, *La fièvre puerpérale et les org. inf.* Paris
1886, 1 vol. in-8.

SCHMITT.   8

Dans la *gangrène*, on trouve, à côté d'autres microbes, des micrococci qui, dans la profondeur des tissus gangrenés, forment de grandes zooglées et interviennent probablement dans le processus pathologique.

Le *micrococcus du furoncle* a été décrit par Pasteur, comme un élément spécial, mais n'est autre que le staphylococcus aureus de Rosenbach.

Les micrococci que Klebs a signalés dans l'*endocardite ulcéreuse* au milieu de la fibrine qui recouvre les valvules altérées, ont un diamètre variable de o.5 à 1 μ, sont isolés ou en chaînettes et, mélangés à d'autres bactéries, obstruent les vaisseaux sanguins du tissu musculaire du cœur.

Dans *l'atrophie jaune du foie*, des micrococci ont été signalés par Klebs, Waldeyer et Eppinger. Babès en a trouvé de longues chaînettes remplissant les vaisseaux du foie et du rein, dans un cas de *fièvre jaune*. Frankenhauser en a signalé dans un cas d'*anémie pernicieuse*.

Les *micrococci de la diphtérie* ont été décrits par Oertel et retrouvés par Letzerich, Klebs, Cornil ; ils ont o μ, 1 à o μ, 2 de diamètre et occupent les fausses membranes, les vaisseaux

et même les autres organes ; ils sont isolés, en
haltères ou en zooglées, mais se trouvent mélangés à d'autres microbes, et n'ont pu être encore
ni cultivés, ni inoculés ; leur rôle pathogène est
donc encore bien incertain.

MM. Coze et Feltz ont décrit dans la *scarlatine* des micrococci que Pohl Pincus retrouve
dans les cellules de l'épiderme. Hallier en a
trouvé dans la *rougeole*. Babès en a signalé
dans la *pneumonie rubéolique* où on les rencontre dans les alvéoles pulmonaires, les espaces
interlobulaires et les vaisseaux lymphatiques des
cloisons alvéolaires. Dans la *variole* et la *vaccine,* Chauveau avait démontré expérimentale-
ment que le principe actif était une substance
non diffusible ; depuis, un certain nombre d'auteurs, Cohn, Keber, Zulzer, Weigert, Cornil et
Babès, Strauss ont constaté qu'il s'agissait de
micrococci ; ils s'accumulent surtout au niveau
des pustules, dans les petites cavités aréolaires
du corps muqueux de Malpighi, et sont isolés,
en haltères, en chaînettes ou en amas ; mais ils
n'ont pas encore été cultivés et la preuve de leur
rôle morbigène n'est pas encore faite.

Le *streptoccocus de l'érysipèle* (fig. 9) forme
des chaînettes ayant quelque rapport avec celles

du streptococcus pyogenes, mais à cellules plus régulières et plus égales. Signalé déjà par Hueter, par Nepveu, Recklinghausen, Lukowsky, il a été cultivé par Orth et Tillmann et, inoculé à des lapins, il a produit une affection ayant quel-

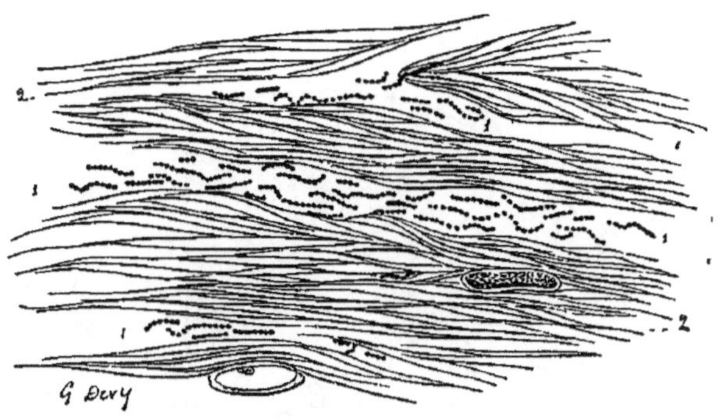

Fig. 9. — Coupe du tissu conjonctif de la peau, montrant, entre les faisceaux fibreux, des micrococci en chaînettes.

1 Tissu conjonctif; 2 bactéries. (D'après Cornil et Babès)

que rapport avec l'érysipèle ; plus récemment Fehleisen (1) a repris ces expériences et a réussi même à l'inoculer à l'homme avec succès.

Le *micrococcus de la pneumonie* (fig. 10) a été surtout étudié par Friedlaender (2); c'est le plus constant et le plus important parmi les divers microcoques pneumoniques décrits par

(1) Fehleisen, *Ætiologie d. Erysipels.* Berlin, 1883.
(2) Friedlaender, *Ueber die Schyzomiceten bei acuter fibrin. Pneumonie.* (*Virchow's Archiv,* 1882.

Afanassiew, Frænkel, Klebs, Eberth, Koch, Babès. Ce sont des microbes ovoïdes, ordinairement capsulés, de o µ, 5 à o µ, 7 de long et le plus ordinairement associés deux par deux. Les cultures faites sur la gélatine-peptone prennent la forme d'un clou à tête plus ou moins

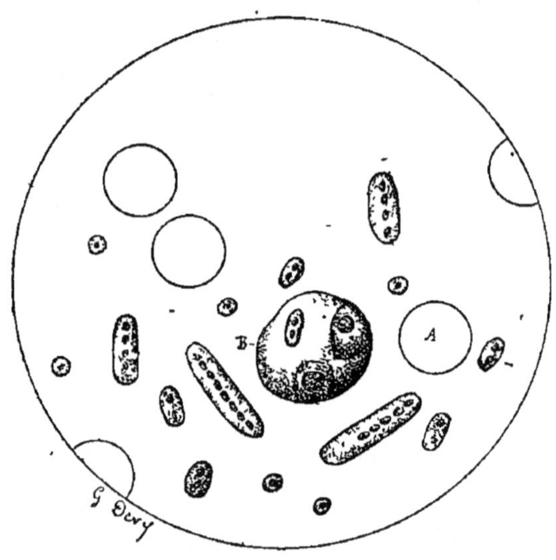

Fig. 10. — Micrococcus avec capsule provenant d'une pneumonie fibrineuse de l'homme; hepatisation gris rouge.

saillante. Dans les crachats et les cultures, la capsule fait défaut ; elle manquerait aussi dans les microcoques des pneumonies autres que la pneumonie franche. Talamon n'a jamais non plus observé de capsule ; le microbe qu'il a décrit est lancéolé de 1 μ à 1 μ, 5 de long sur 0,5 à 1 μ de large ; cultivé et injecté dans le poumon de souris et de lapins, il y aurait donné lieu aux lésions de la pneumonie fibrineuse, en même temps qu'il se retrouverait dans les poumons, la rate et le sang.

Ce même microbe existerait dans la *péripneumonie des bêtes à çornes* (Poels et Nelsen) et Leyden l'aurait observé dans un cas de méningite cérébro-spinale.

Le *micrococcus de la gonorrhée,* gonococcus de Neisser. Après les affirmations contradictoires ou incertaines de Jousseaume, Salisbury, Hallier, Neisser (1) a décrit dans les globules du pus blennorragique et dans les cellules épithéliales de l'urèthre atteint, des microcoques de 0 μ, 5 à 0 μ, 8 formant soit des diplococcus, soit des colonies de quatre individus, quelquefois des zooglées ; les travaux de Neisser ont été contrôlés et appuyés par un grand nombre d'observateurs. Bockhart a réussi à cultiver artificiellement ces microcoques et à reproduire la maladie par l'inoculation de ces cultures dans l'urèthre. Ce microcoque manquerait dans l'uré-

(1) Neisser, *Die Micrococcen der Gonorrhoe (Deutsche med. Wochenschrift,* 1882).

thrite simple, mais il se retrouverait dans le pus de l'ophthalmie gonorrhéique. Disons cependant que d'autres auteurs (Cornil et Babès) ont échoué dans leurs cultures.

Parmi les microbes qui se rencontrent dans les dents cariées, il en est de ronds en chaînettes qui, d'après Miller, donnent lieu à la formation de l'acide lactique qui est le principal facteur de la *carie dentaire*.

C'est encore à un *coccus* que Rindfleisch et Auspitz rapportent le *mycosis fongoïde*.

A côté de ces micrococcus pour lesquels la relation avec la maladie infectieuse est, sinon démontrée d'une façon absolue, du moins très probable, il en est un grand nombre d'autres auxquels on a voulu faire jouer un rôle dans l'étiologie morbide. Tel le microbe spécial que Pasteur avait trouvé dans la salive d'un enfant hydrophobe et dont il avait fait le microbe de la rage, expérience qu'ont renversée les recherches de Senator et Sternberg (1) qui ont montré que l'injection sous-cutanée de salive normale entraîne la mort du lapin auquel on l'inocule. Les nombreux microcoques qui se trouvent norma-

---

(1) Sternberg, *Etiology of malaria Fevers.* (*Nat. Board of Health Bull.*, 1881.)

lement dans les liquides des cavités nasale et buccale, dans la trachée, dans l'intestin, etc., ont pu se déposer sur des plaies de diverses natures, des ulcérations typhiques, tuberculeuses ou autres, mais ils n'ont évidemment aucune relation définie avec la production des maladies auxquelles ils correspondent et n'ont que la valeur d'éléments secondaires et accidentels.

B. — *Bactéries pathogènes.*

Les bactéries pathogènes sont peu nombreuses ; on n'en connaît guère que trois espèces, et encore ne s'agit-il que de microbes donnant lieu à des maladies expérimentales n'ayant aucune analogie avec les maladies de l'homme.

Le *bacterium de la septicémie des lapins* (Koch) est constitué par de petits bâtonnets pointus aux deux bouts, mesurant environ $1\,\mu$, 4 de long sur 0,6 à 0,7 de large. Leur partie médiane ne prend pas facilement les matières colorantes et les fait ressembler à des diplococcus ; ils sont isolés ou réunis en petites chaînettes de deux ou trois éléments. C'est en injectant à des lapins de l'eau du ruisseau de la Panke, contenant de la chair de mouton putréfiée, que Koch leur a donné cette forme de septicémie à marche rapide. Le microbe a été cultivé et inoculé avec succès; peut-être le micróbe de la salive de Pasteur n'est-il qu'une bactérie identique à celle-ci (Klein).

Le *bacterium de la septicémie de Davaine,* recueilli dans du sang de bœuf putréfié, se rapproche de celui de Koch, mais il agit sur le cochon d'Inde et n'est pas, comme le précédent, transmissible aux oiseaux.

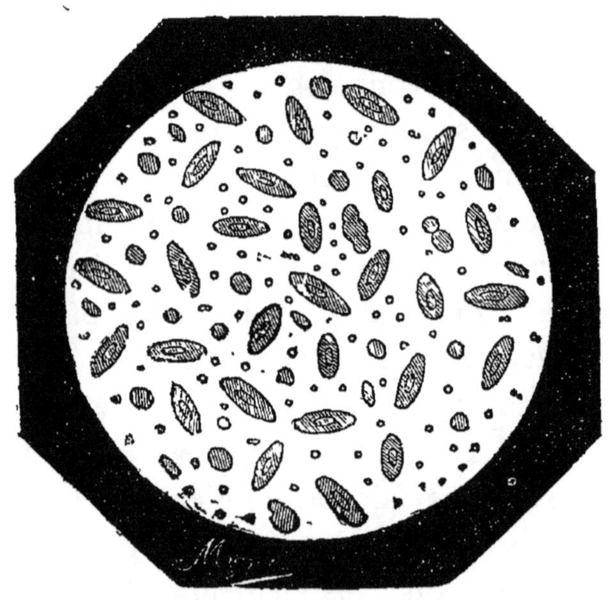

Fig. 11. — Microbe du choléra des poules.

Le *bacterium du choléra des poules* (fig. 11)

(Joannis et Mégnin, Semmer, Perroncito, Toussaint et Pasteur), est un microbe assez analogue au bacterium termo, dont les extrémités sont également plus colorées que la partie centrale, ayant la forme d'un 8 de chiffre, c'est-à-dire un peu étranglé au milieu. Sous l'influence de l'oxygène, ce microbe perd son énergie, s'atténue (après un ou deux mois) et peut servir de vaccin ; il a 1 μ, 5 à 3 μ de longueur sur 0 μ, 25 à 0 μ, 5 de largeur. Quant à son rôle pathogène, il est mis en doute par Klein, qui se demande si les inoculations ont été faites avec la bactérie pure ou un microbe accidentel.

C. — Bacilles pathogènes.

C'est dans le genre bacillus que nous rencontrons les microbes les plus importants au point de vue qui nous occupe.

Le bacillus anthracis (fig. 12) (bactéridie du charbon de Davaine) : bacilles immobiles et aérobies qu'on trouve dans le sang et surtout les vaisseaux de la rate, du poumon et du foie des animaux morts du charbon ; ils ont, suivant les espèces animales, de 5 à 20 μ de longueur sur 1 à 1 μ, 2 de largeur et sont tronqués à leurs extrémités : ils se divisent quand ils ont atteint environ le double de leur longueur primitive. Dans un liquide nutritif à 36 degrés, ils s'allon-

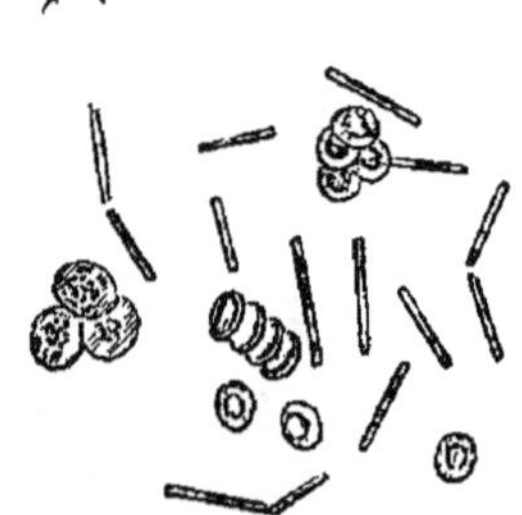

FIG. 12. — Bacillus anthracis.

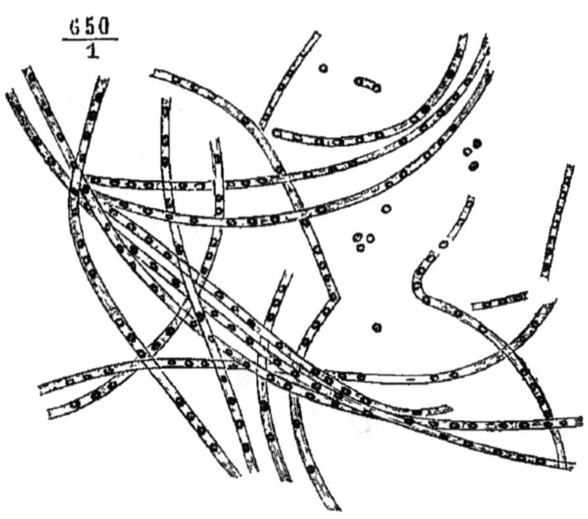

FIG. 13. — Culture de Bacillus anthracis.

gent en longs filaments, réunis par faisceaux, et dans lesquels se montrent à intervalles réguliers des spores ovoïdes et brillantes qui deviennent libres et, cultivées artificiellement ou injectées à un rongeur, reproduisent les bacilles caractéristiques (fig. 13). Ces spores ont 2 à 3 μ de longueur et ne prennent pas les couleurs d'aniline, ce qui les différencie des bacilles ; elles sont animées de mouvements rapides. Les bacilles du charbon se détruisent par la putréfaction (Pasteur), une température de 40 degrés (sang des oiseaux) arrête leur développement. Les spores ont une résistance considérable ; elles conservent, même desséchées et pendant plusieurs années, leurs propriétés infectantes, et résistent à l'air comprimé (P. Bert). Ces spores, formées dans le sol où ont été enfouis des cadavres d'animaux charbonneux et ramenées à la surface par les vers de terre, permettent l'inoculation sur des animaux qui vont paître dans ces prés.

Les bacilles peuvent être si nombreux dans le sang, qu'ils arrivent à obstruer les vaisseaux ; ailleurs, la mort survient sans que le nombre des microbes soit bien considérable.

Ces mêmes bacilles se retrouvent dans la maladie des trieurs de laine, dans la pustule maligne et dans certaines formes de mycose intestinale (charbon gastro-intestinal).

Cultivés à 42 degrés et 43 degrés dans le bouillon de poule, ces bacilles ne donnent plus de spores (Pasteur) ; maintenus à cette température, pendant six semaines, ils meurent et ne peuvent plus ensemencer un nouveau bouillon ; mais, pendant qu'ils vivent, ils ont perdu toute virulence, et cela d'autant plus que le temps de culture est plus prolongé. A cet état, ils peuvent servir de vaccin ; inoculés aux animaux susceptibles de contracter le charbon, ces liquides de culture donnent une maladie plus bénigne que le charbon et confèrent l'immunité pour celui-ci.

Examiné suivant le procédé de Weigert et Koch, le filament semble constitué par une mince membrane hyaline dans laquelle se trouve une rangée de masses cubiques ou allongées de protoplasma fortement coloré. Dans un milieu favorable, chacune de ces masses peut contenir une spore.

Le *bacille du charbon symptomatique* dont Chabert a montré la différence avec les autres affections charbonneuses, a été décrit par Arloing, Cornevin et Thomas (1); c'est un bacille de o µ, 5 à o,6 d'épaisseur sur 1 µ, 5 à 5 ou 6 µ de lon-

(1) Arloing, Cornevin et Thomas, *Revue de médecine,* 1881, etc.

gueur, mobile, en forme de battant de cloche, à spore terminale, ovale, brillante. Injectés en petite quantité, ou chauffés à 85 degrés pendant six heures, ces bacilles donnent une maladie légère qui procure l'immunité ; ils sont difficiles à cultiver.

Le *vibrion septique* de Pasteur, ou *bacille de l'œdème malin* de Gaffky et Koch. Bacilles de 3 à 5 μ de longueur sur 1 μ d'épaisseur accolés par leurs extrémités, formant des chaînes de deux à plusieurs éléments et donnant lieu à des pseudo-filaments de 20 à 40 μ droits ou recourbés. Ils forment des spores sans le secours de l'air, c'est-à-dire qu'ils sont anaérobies. On les trouve dans la terre, l'humus, la poussière du foin, les liquides putréfiés, les cadavres. Inoculés dans le tissu cellulaire d'un cochon d'Inde, ils déterminent la mort de l'animal en seize à vingt-quatre heures.

Le *bacille de l'érysipèle du lapin* (Koch) est un micro-organisme de 3 μ de long sur o μ, 3 d'épaisseur que l'on rencontre dans l'érysipèle produit par l'injection des selles de souris.

Le *bacille de la septicémie de la souris* (Koch). Dans le sang et les liquides putréfiés, on trouve des bacilles de 1 μ sur o μ, 2, réunis deux à deux ou en chaînette, qui, injectés à des souris, entraînent la mort en quarante à soixante heures.

Le *bacille de la stomatite ulcéreuse du veau* (Lingard). Il a 4 à 8 μ de longueur sur 1 μ de largeur, se présente sous forme de faisceaux de filaments droits ou recourbés et contient quelquefois des spores. Le même bacille aurait été trouvé dans un cas de noma chez l'homme (Lingard).

Dans la *septicémie de l'homme*, Klein a trouvé quelquefois des bacilles isolés ou en chaînettes courtes, ayant 1 à 2 μ, 5 de longueur sur 0 μ, 3 à 0 μ, 5 d'épaisseur, formant des masses continues dans les capillaires et les petites veines.

Des bacilles gros et longs contenant parfois une ou deux spores ont été décrits par Arloing, Cornevin et Thomas dans la *gangrène gazeuse;* cultivés à l'état de pureté et inoculés aux animaux, ils auraient reproduit la même maladie.

D'autres bacilles courts, de 1 à 2 μ de long sur 0 μ, 5 à 0 μ, 0 d'épaisseur, ont été trouvés par Frisch (1), dans les grandes cellules des tumeurs du *rhinosclérome.*

(1) Frisch, *Ætiologie d. Rhinosclerom.* (*Wiener med. Wochenscrift,* 1882).

Les *bacilles du rouget du porc* (Klein) ont de 1 à 3 μ de longueur, sont mobiles et susceptibles de former des spores par la culture. Ces cultures donnent une maladie atténuée et l'immunité contre une inoculation ultérieure. Ces bacilles existent dans les liquides des tissus, mais non dans le sang.

Le *bacille de la morve* (Schultz et Loeffler (1), Bouchard, Capitan et Charrin (2), Wassilieff (3), Babès) est long de 2 à 3 μ et épais de 0 μ, 3 à 0 μ, 4. Ces microbes se rencontrent dans les tubercules et les ulcérations des organes internes des chevaux morts de la morve. Cultivés et inoculés par les auteurs précités, ils ont reproduit la morve sur des ânes, des chevaux et surtout sur le cochon d'Inde, très apte à contracter la maladie.

Dans la *fièvre typhoïde*, Eberth, Klebs, Gaffky, ont décrit dans la muqueuse intestinale, les ganglions mésentériques, la rate, le foie, le larynx, les poumons des typhiques, et Bou-

(1) Loeffler et Schultz, *Ueber d. Rotzpiltz*. (*Med. Woch.*, 1882.)

(2) Bouchard, Capitan et Charrin, *Note sur le micr. de la morve. (Bull. Ac. de méd.*, 1882.)

(3) Wassilieff, *Die Bacillus d. Rotzes*. (*Deutsch. med. Woch.*, 1883).

chard (1) les a retrouvés dans l'urine et les reins, des bacilles de 0 μ, 6 d'épaisseur et d'une longueur variable, mais pouvant donner des chaînes de 50 μ de longueur. Ces bacilles donnent naissance à des spores qui ne se colorent pas. Ils ont été cultivés par Gaffky (2), mais l'inoculation aux lapins et aux cobayes, où elle aurait produit une infiltration des plaques de Peyer, n'est pas assez démonstrative pour forcer la conviction ; sauf peut-être le cheval, les animaux paraissent en effet réfractaires à la fièvre typhoïde.

Bacilles de la malaria. — Klebs et Tommasi-Crudeli (3), analysant l'air, l'eau et le sol des marais Pontins, y ont décrit une série de micro-organismes, parmi lesquels des bacilles de 2 à 7 μ de longueur, munis de spores à leurs extrémités ou au milieu, pouvant s'allonger en filaments, aérobies et mobiles et qu'ils considèrent comme les agents de la fièvre intermit-

(1) Ch. Bouchard, *Des néphrites infectieuses.* (*Revue de médecine,* 1881.)

(2) Gaffky et Lœffler, *Zur Ætiologie d. Abdominaltyphus.* (*Mith. d. K. Gesundheitsamtes,* 1884.)

(3) Klebs et Tommasi-Crudeli, *Studien uber die Ursachen d. Weckselfiebers u. über die Natur d. Malaria.* (*Arch. f. exp. Path.,* 1879 et s.)

tente. Inoculés à des lapins, ces bacilles auraient
reproduit les diverses formes de l'intoxication
palustre; mais ces résultats sont loin d'être
concluants, car dans les pays à fièvre les lapins
ne prennent pas la malaria et il est même contestable que les symptômes observés à la suite
des inoculations aient été ceux de la fièvre palustre. D'ailleurs les expériences de Sternberg avec
les cultures provenant du sol des localités paludéennes de l'Amérique ne concordent pas avec
celles de Klebs et Tommasi-Crudeli.

Les recherches de Laveran (1) ont porté sur le
sang des paludéens et il pense que le parasite

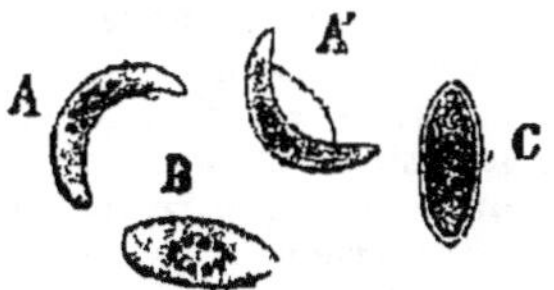

Fig. 14. — Parasites de la malaria.

AA corps nᵒ 1; B corps ovalaire pigmenté; C corps nᵒ 1 dans une
préparation de sang traitée par l'acide osmique à 1/300 et la glycérine picro-carminée; on aperçoit un double contour (Laveran,
planche II).

de la fièvre intermittente s'y trouve sous trois
formes : les corps nᵒ 1 (fig. 14), sont des élé-

(1) Laveran, *Nature parasitaire des accidents de l'impa-
ludisme*. Paris, 1881, in-8, planche II.

ments allongés, fusiformes ou incurvés en croissant, de 8 à 9 μ de longueur sur 3 μ de largeur;

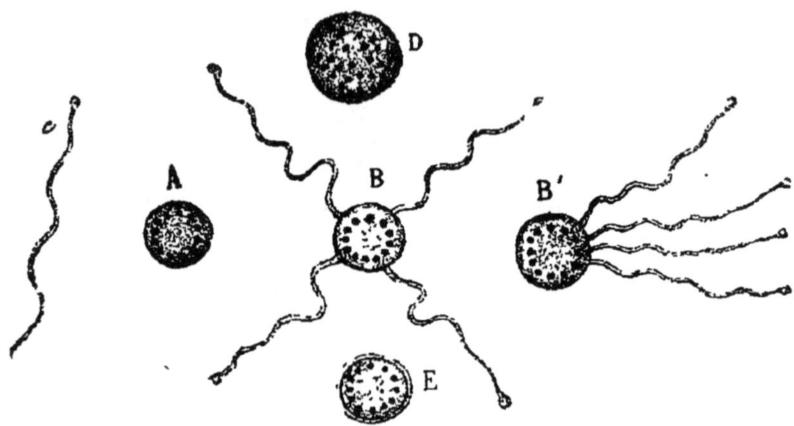

Fig. 15. — Microbes de la malaria (Laveran).

A corps n° 2, immobile; B corps n° 2 avec filaments mobiles. Ces filaments, au nombre de quatre, sont munis d'un petit renflement à leur extrémité libre. B' autre aspect d'un corps n° 2 en mouvement, les filaments mobiles sont situés d'un même côté; C un filament mobile devenu libre; D corps sphérique rempli de granulations pigmentaires qui s'agitent très vivement; E corps n° 2, dans une préparation de sang traitée par l'acide osmique à 1/3oo et conservée dans la glycérine picro-carminée; on aperçoit un double contour.

les corps n° 2 (fig. 15), sont d'ordinaire sphériques, de 6 μ de diamètre et présentent à leur intérieur une couronne de granulations pigmentaires; quelques-uns, animés de mouvements, sont munis de filaments très ténus, se mouvant dans tous les sens, étalés de tous côtés ou groupés en un seul point et ayant une longueur d'environ trois ou quatre fois celle d'un globule sanguin; ces corps changent de forme pendant qu'on les examine; enfin les corps n° 3 (fig. 16),

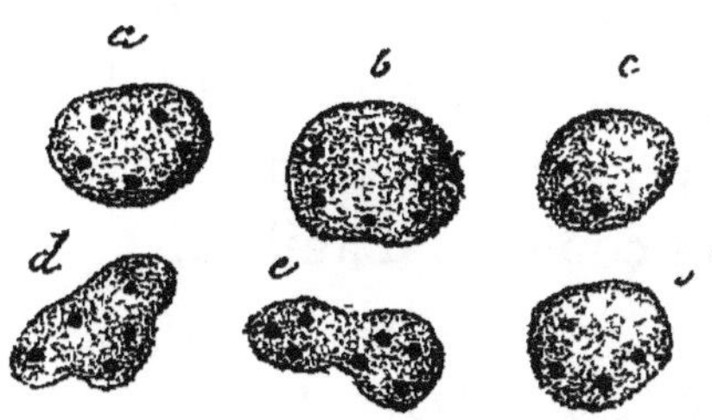

FIG. 16. — *a b c d e f*, corps n° 3, plus o ı moins déformés (Laveran).

plus grands que la partie sphérique des précédents, ayant de 8 à 10 µ de diamètre, à forme plus ou moins irrégulière, présentant également dans leur intérieur des granulations pigmentaires déposées sans ordre ou formant une couronne comme dans les précédents. S'agit-il là d'éléments d'espèces différentes ? n'a-t-on affaire qu'à des formes diverses d'un même parasite ? est-ce là bien l'agent de la fièvre paludéenne ? Autant de questions auxquelles il serait prématuré de répondre. Depuis les travaux de Laveran, Marchand (1) a décrit dans le sang des sujets atteints de fièvre palustre, des bâtonnets

(1) Marchand, *Ueber Malariapilʒ*. (*Virchow's Archiv*, 1885.)

allongés et des diplococcus. Tout cela est encore sujet à contestation; en tout cas, si les éléments décrits par Laveran sont véritablement pathogènes, il ne s'agit pas là de microbes dans le sens que nous avons donné à ce mot, de schizophytes, car il n'est pas possible de les colorer avec les couleurs d'aniline.

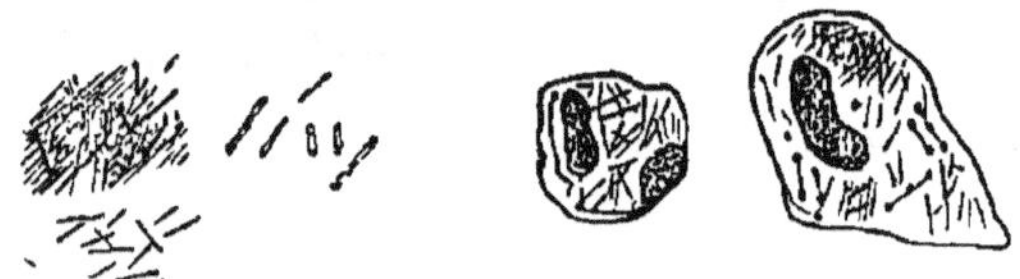

FIG. 17. — Bacilles de la lèpre d'après Neisser.

A Bacilles; B les mêmes avec formation d'espaces translucides; C cellules de boutons lépreux avec bacilles.

Bacilles de la lèpre (fig. 17). — Armauer Hansen, puis Neisser (1), ont découvert dans les grandes cellules lépreuses de Virchow, dans les néoplasmes de la peau et des muqueuses, les nerfs et les ganglions, les organes atteints, des bacilles rigides, quelquefois renflés à leurs extrémités, de 3 à 7 μ de longueur sur o μ, 4 à o μ, 5 de largeur, que Neisser a pu cultiver artificiellement, mais que l'on n'a pu inoculer avec succès aux animaux domestiques ni aux singes.

(1) Neisser, *Étiologie de la lèpre.* (*Virchow's Archiv,* 1881.)

Damsch, Kœbner, Vidal ont essayé en vain de reproduire la lèpre par l'inoculation. Les bacilles de la lèpre sont à peu près semblables à ceux que nous allons trouver dans la tuberculose, mais ils s'en distinguent par la facilité avec laquelle ils se colorent par la fuchsine en solution et leur plus grande résistance à la décoloration par l'acide nitrique.

Bacilles de la tuberculose (Koch) (1). — La description du microbe tuberculeux (fig. 18 et

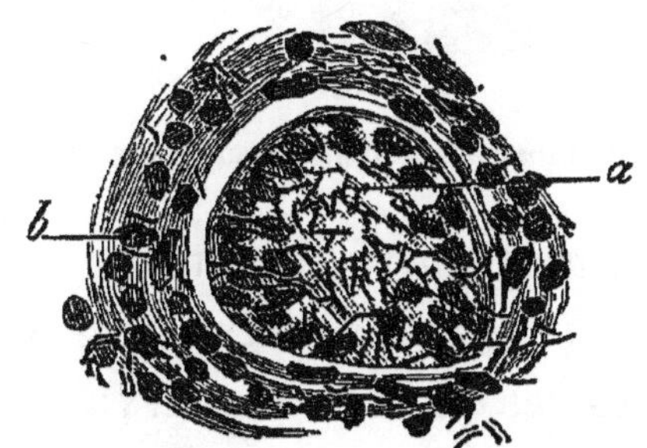

Fig. 18. — Bacille tuberculeux dans les tissus. (Cornil et Babès.)

19) a été faite par nombre d'auteurs (2), nous ne le signalerons ici que pour mémoire. Ils ont de

(1) Koch, *Berliner klin. Wochenschrift*, 10 avril 1882.

(2) Voir surtout : Cornil et Babès, *Journal de l'anatomie,* 1883 ; *Les bactéries, leur rôle dans l'anatomie et l'histologie pathologiques des maladies infectieuses.* 2ᵉ édition, 1886.) — Hanot, *Nouv. Dict. de méd. et de ch. prat.*, t. XXXVI, art. Tuberculose.

3 à 8 μ de longueur sur o μ, 4 à o μ., 7 d'épaisseur
et se trouvent dans les tubercules de l'homme et
des animaux, dans les crachats, le sang et les

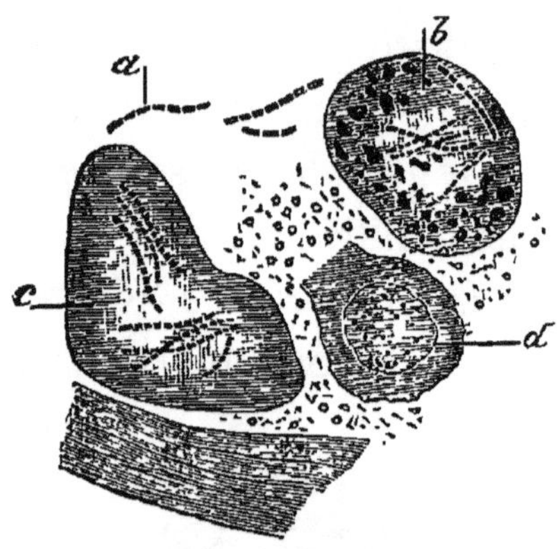

FIG. 19. — Bacille tuberculeux dans les crachats. (Cornil et Babès.)

vaisseaux, et tout particulièrement dans les cellules géantes; les uns présentent des spores
ovales, les autres en sont dépourvus, il en est de
lisses et d'homogènes, certains sont monili-
formes. Cultivés et inoculés à des animaux, ils
ont reproduit des lésions tuberculeuses.

Les zooglées de microcoques que Malassez et
Vignal (1), ont décrites dans certaines formes
de tuberculose ont donné lieu, après plusieurs
séries successives d'inoculation, à des bacilles et

(1) Malassez et Vignal, *Sur le microorganisme de la tuberculose zoogleique. (Archiv. de physiologie, 1884.)*

n'en sont probablement qu'une forme jeune. Les recherches de Koch ont inspiré depuis quelques années des travaux innombrables qui ont pour la plupart confirmé les premières découvertes ou contribué à améliorer la technique expérimentale. Le bacille tuberculeux est ainsi devenu un de ceux dont le rôle pathogène est le moins contestable. Il nous est impossible d'insister sur les réactions du bacille tuberculeux; il nous suffira d'en donner le principe suivant : le bacille tuberculeux fixe les couleurs d'aniline dans les mêmes conditions que la généralité des microbes, mais il les fixe plus lentement; d'autre part, une fois coloré, il abandonne plus difficilement la matière colorante qui l'imprègne (Firket).

Les *bacilles de la syphilis* ont été décrits par un certain nombre d'auteurs (Klebs (hélicomonades), Aufrecht, Birch-Hirschfeld (1), Schutz, etc.,) mais ces recherches n'ont pas donné de résultats plus probants que celles établies sur les coccus de diverses dimensions décrits par d'autres observateurs. Plus récemment, Lust-

(1) Birch-Hirschfeld, *Ueber Mikroorganismen in syphilitischen Neubildungen* (*Centralbl.*, 1882.)

garten (1), a décrit des bâtonnets assez analogues à ceux de la tuberculose et de la lèpre comme dimension, ayant 2 à 4 spores, isolés ou groupés, courbés ou entrelacés et qui existeraient dans de grandes cellules situées au bord de l'infiltration cellulaire du chancre induré, entre les cellules épithéliales du corps muqueux au niveau des papules syphilitiques, dans les produits de sécrétion de syphilides tertiaires, et même dans des gommes de syphilis héréditaire ; mais il n'a réussi ni à les cultiver ni à les inoculer.

Des bacilles un peu moins longs que ceux de la tuberculose ont été décrits par Klebs dans les fausses membranes de *la diphthérie*, mélangés aux micrococcus dont il a été question plus haut : ces bacilles ont été cultivés par Loeffler et, inoculés à des animaux, auraient donné naissance à des affections diphthéritiques, mais ces recherches ont besoin d'être contrôlées à nouveau.

(1) Lustgarten, *Sur le micr. de la syphilis*. (*Wien. med. Jahrb.*, 1885.)

D. — *Vibrions pathogènes.*

*Bacille-virgule de Koch ou vibrion du cho-
léra.* (fig. 20 et 21). Découverts par Koch dans

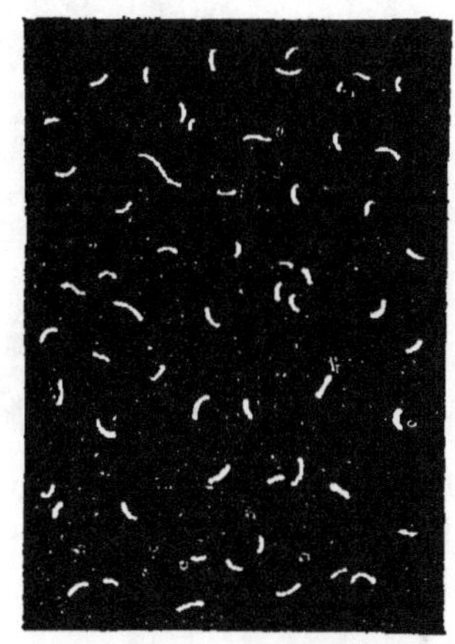

Fig. 20. — Bacille-virgule du cholera. (Bizzozero et Firket,
Microscopie clinique.)

les selles des cholériques et dans l'épaisseur de
la muqueuse intestinale, ces microbes ont 3 μ de
longueur pour une épaisseur de 0 μ, 8 environ,
sont courbés en virgules, et agités de mouvements très vifs ; ils n'existent pas dans le sang,
sont aérobies, n'ont pas de spores, et donnent
par les cultures des filaments spirales plus ou
moins allongés. Koch les a rencontrés aussi en

dehors de l'organisme dans des flaques d'eau,
dans les Indes. La spécificité de ce bacille a

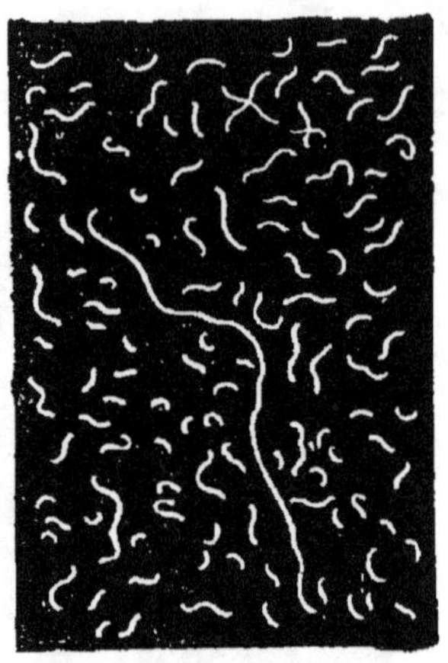

Fig. 21. — Polymorphisme du bacil'e-viigule de Koch dans les
cultures. (Bizzózeio et Fuiket. *Microscopie clinique.*)

cependant été attaquée par un grand nombre
d'auteurs (Strauss, Finckler, Lewis (1), etc.), qui
ont retrouvé des éléments semblables en dehors
du choléra et ne les ont pas rencontrés dans
tous les cas; cependant Koch a maintenu ses
premières assertions, tout en n'ayant pas réussi
par l'inoculation de ce microbe à donner le choléra aux animaux sur lesquels il a expérimenté
(il aurait cependant réussi à donner le choléra

· (1) Lewis, *Les microphytes du sang*, trad. fr. Paris, 1880.

aux cobayes par un procédé qu'il n'a pas encore
publié).

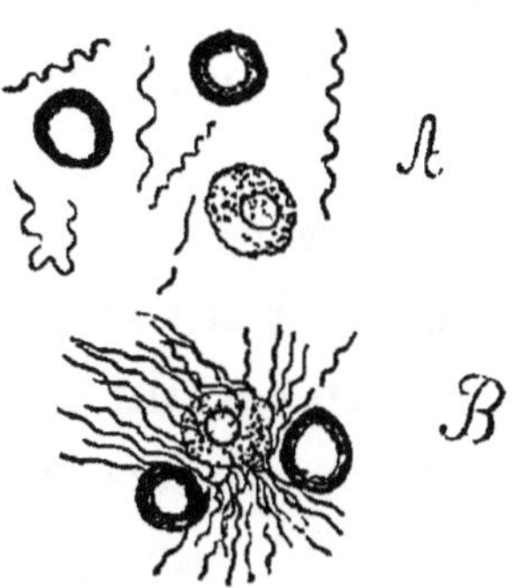

Fig. 22. — Spirochaete de la fièvre récurrente. (Grossi 700 fois.)
A éléments isolés entre les globules de sang; B éléments formant un
feutrage dans lequel les globules sont contenus.

Spirochaete pathogène (fig. 22). — Le seul
spirochaete qui doit nous intéresser ici est celui
qu'Obermeier a décrit (1873) dans la *fièvre
récurrente*. De 16 à 40 µ de longueur, à
courbes très égales, à mouvements rapides et
ondulés, il se meut en spirale et s'incurve sur
son axe autour d'une portion immobile qui sert
de pivot. Il existe dans le sang pendant l'accès,
puis disparaît peu à peu; il n'en reste plus deux
ou trois jours après la fin de l'accès. Koch et
Carter, par l'inoculation de sang humain contenant le spirille d'Obermeier à des animaux,
ont réussi à leur transmettre la fièvre récurrente.

Cependant on n'a pu parvenir jusqu'ici à fournir la preuve irrécusable de son pouvoir pathogène, par des cultures en dehors de l'organisme et la réinoculation de leur produit.

D'après la définition et les limites que nous avons attribués au terme microbe (schizophytes), nous n'avons pas à nous occuper des affections que déterminent un certain nombre d'autres organismes inférieurs appartenant à la classe des champignons. Une affection connue ou du moins étudiée depuis peu mérite une courte mention ; nous voulons parler de l'*actinomycose,* nom donné par Böllinger (1) à une maladie de l'espèce bovine, plusieurs fois observée chez l'homme, ressemblant, en général, par son évolution à l'ostéosarcome, donnant dans certains cas le syndrôme de la tuberculose miliaire aiguë, et due à la présence dans l'organisme d'un champignon astériforme, l'actinomycète (Artigalas) (2). (fig. 23). Étudiée par Lebert, Rivalta, Perroncito, Böllinger, chez le bœuf, la maladie se présente sous forme de tumeurs solides des gencives et d'un gonflement avec induration de

(1) Böllinger, *Ueber eine neue Pilzkrankheit beim Rinde* (*Centralbl.,* 1877.)
(2) Artigalas, *Les microbes pathogènes,* 1885.

la langue. L'épaisseur de cet organe est parse-
mée de petites tumeurs microscopiques dans le
centre desquelles se voit un amas d'actino-

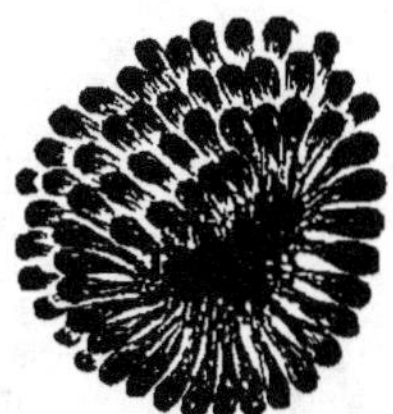

Fig. 23. — Actinomyces. (Klein, *Microbes et maladies*, traduction
Fabre-Domergue.)

myces (fig. 24). Des tumeurs analogues se rencontrent quelquefois dans la peau et le poumon,
où elles simulent des tubercules d'autant mieux
qu'elles sont entourées d'une zone de cellules
géantes, épithélioïdes et lymphoides, analogues
à celles qu'on observe dans la tuberculose.
Israël (1), puis Ponfick (2) ont signalé un certain
nombre d'observations d'actinomycose de
l'homme ; chez lui la maladie est caractérisée
par des abcès métastatiques dont l'origine
semble être dans un abcès des gencives et qui se
trouvent dans différents organes internes. L'ac-

(1) Israel, *Neue Beitrage zur den mykolischen Erkran-
kungen des menschen. (Virchow's Arch.,* 1879.)
(2) Ponfick, *Die Actinomycose des Menschen.* Berlin,
1882.

tinomyces aurait été cultivé par Israël sur le sérum de bœuf solidifié, Johne l'aurait transmis

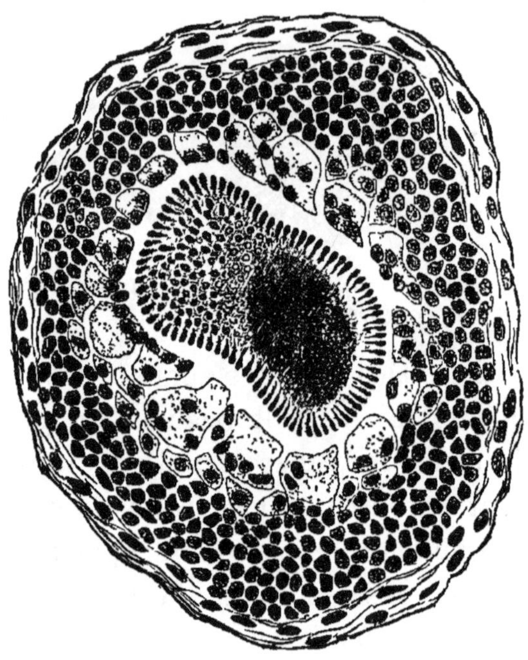

Fig. 24. — Langue actinomycotique. (Klein, *Microbes et maladies*,
traduction Fabre-Domergue.)

d'animal à animal par inoculation, et Israël
aurait réussi à inoculer la maladie à un lapin en
lui introduisant dans la cavité péritonéale un
fragment d'une tumeur actinomycotique de
l'homme (Klein).

Cette liste déjà si longue de microbes dont les relations avec certaines maladies sont généralement admises, nous pourrions l'augmenter encore, si nous voulions indiquer toutes les affections qu'à tort ou à raison on a cherché et on cherche tous les jours à englober dans le groupe des maladies infectieuses, et pour lesquelles on a voulu découvrir le microbe qui leur donne naissance. Mais si, laissant de côté les exagérations d'un enthousiasme trop facile, nous nous reportons à ceux que nous venons de décrire, nous verrons qu'il en est bien peu pour lesquels la démonstration soit parfaite, et dont le rôle pathogène soit à l'abri de toute discussion.

CHAPITRE VIII

MODE D'ACTION DES MICROBES PATHOGÈNES

Pour les microbes zymogènes, les conditions de nutrition de ces organismes nous rendent compte jusqu'à un certain point des nombreuses modifications qu'ils font subir aux liquides qui fermentent ; les processus de dédoublement, de décomposition qu'ils y produisent se résument à la formation de corps que la chimie peut isoler ou analyser avec toute rigueur scientifique ; mais il s'en faut que nous possédions des données aussi complètes et aussi exactes sur le mode d'action des microbes pathogènes.

Ici se pose une question préjudicielle. Existe-t-il des microbes véritablement et primitivement pathogènes, ou bien les propriétés infectantes de certains d'entre eux ne sont-elles que des « propriétés d'emprunt provenant du milieu spécial où les microbes ont végété ? » L'action infectante que possède la bactérie d'un varioleux ou d'un diphthéritique et qui manque à la bactérie similaire dont l'origine est autre, est-ce une propriété primitive ou n'est-ce qu'une « vertu de seconde étape, issue du milieu originel ? » Les microbes ne deviennent-ils pathogènes « qu'à la condition d'avoir passé par un organisme malade ? » Cette dernière hypothèse qui a été soutenue et défendue par le talent que nous leur connaissons par des hommes tels que Naegeli, Ch. Robin, Jaccoud, Peter, est basée surtout sur le fait de la similitude qui existe entre les microbes que l'on a décrits comme agents infectieux et les bactéries vulgaires, inoffensives, et elle était étayée par les expériences de Büchner, de Sattler, de Grawitz qui, transportant pendant plusieurs générations dans des milieux de culture variés, le bacille de l'infusion de foin, cultivant dans l'infusion de jéquirity des bacilles inoffensifs, maintenant à de hautes températures (39 à 40° C) et dans des milieux alcalins les spores des moisissures ordinaires, les auraient vus prendre des propriétés pathogènes, le premier se transformant en bacillus anthracis, les seconds donnant une ophthalmie purulente, les troisièmes produisant une mycose généralisée chez le lapin. Ces expériences ont été discutées et les conclusions en ont été rejetées par Koch qui a repris toutes ses recherches et, se mettant à l'abri de toute contagion extérieure, n'a jamais vu un microbe inoffensif *ab initio* devenu pathogène ensuite ; d'autre part les études les plus récentes sur la coloration et la culture des microbes ont pu démontrer des différences importantes entre des microorganismes de formes identiques ; enfin par des cultures en séries successives, on arrive à débarrasser les microbes d'une façon presque absolue de toute trace de l'humeur dans laquelle ils étaient baignés quand on les a recueillis sur le malade, et ces cultures pures ont reproduit la maladie première. Sans doute la démonstration n'est encore faite que pour un petit nombre d'espèces, et ce n'est que par analogie que l'on peut conclure à des propriétés identiques pour les autres microbes ; cependant, malgré l'importance des réserves formulées par des maîtres aussi éminents que ceux que nous citions plus haut, et tout en reconnaissant hautement l'influence considérable du terrain sur le plus ou moins d'activité, d'énergie, de virulence des microbes, nous admettons, avec la plupart des bactériologistes, que l'action pathogénique constitue pour certains microbes un caractère spécifique, primordial, essentiel, qu'il est, en un mot, des microbes primitivement pathogènes.

Cette notion de la spécificité des micro-organismes nous permet seule de comprendre la spécificité des maladies infectieuses qu'affirme l'observation et qu'a toujours admise la médecine de tous les temps.

Ceci admis, par quel mécanisme les microbes pathogènes arrivent-ils à produire la maladie ? Et d'abord, leur mode d'action est-il uniforme pour tous ou varie-t-il suivant chaque espèce ?

Quel que soit le lieu de la surface ou de l'intérieur de notre corps où ils élisent domicile, que que soit le tissu ou l'humeur où, trouvant les conditions favorables à leur développement, ils tendent à se fixer et à proliférer, le processus réactionnel par lequel l'économie cherche à résister à l'étreinte des microbes, ou les lésions que ceux-ci arrivent à y produire quand ils sont les plus forts, ne présentent rien de spécial, rien de spécifique ; nous y voyons des troubles circulatoires (hypérémie, anémie, embolies, etc.), des inflammations, des dégénérescences de diverses natures, mais ces lésions se présentent avec les mêmes caractères que lorsqu'il s'agit d'autres agents morbides, et cependant dans la maladie infectieuse, il y a plus que ces lésions banales. Si, pour certains microbes qui se multiplient activement dans le sang, la principale action sur l'organisme semble se borner à une absorption d'oxygène et aux phénomènes asphyxiques et anhématosiques qui en résultent, cette modification manque dans un grand nombre de maladies infectieuses et même pour celles où l'enrayement de l'hématose interstitielle sous l'influence de la nutrition des microbes peut paraître le phénomène capital (pour le charbon, par exemple) il est bien des cas où cette explication ne permet de comprendre ni l'ensemble des phénomènes morbides, ni la marche suraiguë de l'affection.

Nous essaierons de montrer que ce n'est ni par une action purement mécanique, ni sous la seule influence de leur nutrition et par l'absorption de quelque élément indispensable à l'organisme que l'on peut comprendre le rôle pathogène des microbes. Les maladies microbiennes ne constituent pas une simple variété du parasitisme; par leurs caractères cliniques elles tiennent à la fois des maladies parasitaires et des intoxications. Que le composé toxique soit un effet de la désassimilation du microbe lui-même ou qu'il soit un produit de décomposition des éléments de l'organisme sous l'influence de la vie du microbe, qu'on l'appelle sepsine, ptomaïne ou autrement, c'est là un facteur qu'il ne faut pas négliger et dont la connaissance a une importance capitale.

Ce point de doctrine, qui n'est nullement opposé aux idées nouvelles, a été magistralement mis en lumière par la discussion retentissante que vient de soulever à l'Académie de médecine la remarquable communication de M. le professeur A. Gautier, sur les alcaloïdes dérivés de la destruction bactérienne ou physiologique des tissus animaux, et qui sous le titre de « microbes et ptomaïnes », vient de mettre en présence les opinions des maîtres les plus éminents sur cette question qui intéresse à un si haut degré la pathologie et l'hygiène.

Dans sa communication, M. A. Gautier, résumant d'importantes et fructueuses recherches commencées en 1869 et patiemment poursuivies depuis, a démontré : 1º qu'au cours de la putréfaction des tissus animaux, il se produit toujours un certain nombre de substances alcaloïdiques vénéneuses qui se forment aux dépens des matières albuminoïdes, sont ou exemptes d'oxygène et volatiles ou oxygénées, et dont les plus importantes par leur masse et leur constance appartiennent aux séries pyridiques et hydropyridiques : ces alcaloïdes putréfactifs sont les ptomaïnes ; 2º que des corps de la nature des ptomaïnes (leucomaïnes) se rencontrent toujours dans les excrétions fournies par les animaux vivants et en pleine santé aussi bien que dans la maladie, que l'organisme animal fabrique donc incessamment des matières vénéneuses dont l'imparfaite élimination ou la destruction incomplète par l'oxygène du sang explique la genèse de bien des maladies.

Cette communication, dans l'esprit de M. A. Gautier, ne portait aucune atteinte à la doctrine microbienne maintenue dans de justes et scientifiques limites, car ainsi qu'il le dit lui-même, si les leucomaïnes sont incontestablement produites par nos cellules normales, en pleine santé, les ptomaïnes sont aussi fabriquées par des cellules, mais par des cellules étrangères à l'organisme; pas de ptomaïnes sans cellules. par conséquent pas d'empoisonnement possible par ces ptomaïnes qui n'ait comme origine et agent incessamment producteur un microbe, généralement anaérobie, cause première de l'infection. Et cependant elle fut le point de départ d'un tournoi scientifique où adversaires et partisans de la doctrine microbienne se donnèrent libre carrière, tous s'appuyant sur les recherches si importantes qui venaient de leur être présentées.

Ce fut M. Peter, champion attitré de la spontanéité morbide, et l'un des ennemis les plus redoutables de la théorie bactérienne, qui vint nier le rôle des microbes dans des affections où les leucomaïnes de M. A. Gautier lui suffisent pour tout expliquer; ce fut M. Le Fort, admettant que des transformations peuvent dans certaines circonstances, dans certains milieux, sous des influences vitales ou pathologiques, former des proto-organismes qui, une fois créés, une fois constitués ont la propriété de se régénérer, de se reproduire; ce fut M. G. Colin (d'Alfort), un autre adversaire des microbes, qui vint plaider contre la spécificité causale des maladies infectieuses, et refuser aux germes extérieurs et aux ptomaïnes, au profit d'une altération spontanée du sang et des humeurs, le rôle pathogénique que la science moderne tend de plus en plus à leur reconnaître. C'est M. Béchamp, reprenant toute sa théorie du microzyma pour l'opposer aux doctrines microbiennes.

Et dans le camp opposé, ce furent MM. A. Guérin, Cornil, Verneuil, Charpentier, Guéniot, Villemin, Pasteur qui, tous partisans des théories microbiennes, y voient l'heureux complément des données étiologiques de la médecine traditionnelle, et, sans négliger pour la graine morbide le terrain qui la reçoit, admettent, à côté des maladies d'ordre physiologique dans lesquelles l'organisme joue le principal rôle, des maladies mésologiques pour lesquelles « l'économie en est réduite à accepter, à subir, à multiplier ou à détruire, à refuser ou à rejeter les germes, sans pouvoir en créer un seul, en quelque moment et dans quelques conditions que ce soit » (Verneuil).

Cette discussion si brillante ne convertira sans doute personne ; mais elle a montré du moins que le reproche bien souvent formulé de vouloir tout expliquer par les microbes, s'il s'adresse avec raison à quelques enthousiastes vulgaires, n'est appliquable ni à la doctrine elle-même, ni aux hommes éminents qui, par leurs études et leurs recherches incessantes, sont parvenus à la fonder sur des bases iné-branlables et à lui donner pour soutiens les brillants résultats pratiques de la médecine, de la chirurgie et de l'obstétrique moderne.

Cette doctrine a été parfaitement définie et résumée par M. le professeur Cornil, dans quelques propositions qui serviront de conclusion à notre étude :

« Aujourd'hui, disait-il, il faut bien le reconnaître et je le proclame hautement pour mon compte, il existe toute une doctrine médicale basée sur l'étude scientifique des bactéries. Sans parler des bactéries de l'air, de l'eau, de la bouche, de l'intestin, de celles qui sont inoffensives ou utiles et nécessaires, il est un grand nombre d'espèces pathogènes, productrices de maladies. Celles-ci sont déterminées par les recherches publiées dans ces dernières années, au point de vue de leur forme, de leurs dimensions, de leurs propriétés de se cultiver sur tel ou tel milieu nutritif déterminé, de la forme et de la couleur de leurs colonies, au point de vue de leur action sur telle ou telle catégorie d'animaux et de leur action pathogène chez l'homme. Pour déterminer une bactérie, il faut réunir tous ces caractères physiques ou physiologiques. Il faut de plus qu'après avoir obtenu des cultures pures de cette bactérie, on puisse avec elle reproduire chez les animaux ou chez l'homme une maladie donnée qui soit certainement la même.

« Lorsque, avec un micro-organisme bien déterminé par sa forme, ses cultures, son mode de coloration, etc., obtenu en culture pure et introduit dans les tissus d'un animal, on reproduit une maladie toujours la même : lorsque avec les tissus de l'animal infecté, on peut inoculer d'autres animaux et reproduire par la culture sur les milieux nutritifs la bactérie initiale, on peut considérer cette bactérie comme la cause de la maladie.

« Eh bien, il existe un grand nombre de bactéries pathogènes pour lesquelles ce cycle complet a été réalisé »…. et ailleurs :

« Quelque convaincu que je sois du rôle des micro-organismes dans les maladies infectieuses, je suis loin de nier l'influence du milieu dans lequel les bactéries se développent. Il faut assurément qu'elles trouvent un terrain préparé à leur germination. C'est là ce qui constitue la prédisposition pathologique. »

Après les excentricités ridicules que l'on a débitées sur le rôle pathogénique des microbes, et malgré les desiderata inévitables d'une science née d'hier, il était bon que l'un des représentants les plus autorisés de la bactériologie affirmât hautement et résumât en quelques données aussi claires que précises ce que nous savons de positif, de véritablement scientifique sur ce monde d'infiniment petits qui nous entourent, nous·servent ou nous menacent.

DEUXIÈME PARTIE

MALADIES ZYMOTIQUES

DEUXIÈME PARTIE

MALADIES ZYMOTIQUES

CHAPITRE PREMIER

DÉFINITION

Etymologiquement parlant, maladies zymotiques (ζυμοτικός, de ζυμόω, mettre en fermentation ; ζύμη, fermentation) signifient maladies qui présentent des phénomènes comparables à une fermentation (Littré (1), maladies dues à l'introduction d'un ferment dans l'économie.

Nous essayerons plus tard de donner la justification de ce terme qui, depuis W. Farr, est

____

(1) Littré, *Dictionnaire de médecine, de chirurgie, de pharmacie, de l'art vétérinaire et des sciences qui s'y rapportent.* 16ᵉ édition, 1886.

surtout usité en Angleterre pour désigner ce qu'on appelle, en France et en Allemagne, maladies spécifiques, maladies infectieuses. C'est de ce dernier terme, qui ne préjuge aucune question de doctrine, que nous nous servirons pour le moment, sauf à revenir sur la dénomination inscrite en tête de cet article.

Qu'est-ce que l'*infection*, qu'est-ce qu'une *maladie infectieuse?*

Nous ne nous arrêterons pas à discuter les nombreuses définitions aussi fantaisistes que surannées qui ont été données du terme *infection :* elles se ressentent presque toutes de cet air mystérieux qui entourait les maladies qui nous occupent et que l'humanité, impuissante à en découvrir la nature et la cause, se contentait d'appeler les fléaux de Dieu.

Dans le remarquable article que M. Gallard a, dans le *Nouveau Dictionnaire de médecine et de chirurgie pratiques* (1), consacré à la *contagion* et aux maladies contagieuses, il définit l'infection « un acte par lequel une maladie déterminée se produit sous l'influence d'émanations provenant de sources diverses. »

(1) Tome IX, pages 210-265.

Cette définition, qui donnait à l'infection des limites très vastes et qui traduisait parfaitement l'idée commune, je dirais presque vulgaire que l'on se fait de l'infection, a été acceptée par un certain nombre d'auteurs, et cependant il semble qu'elle ne doive plus nous satisfaire aujourd'hui. Ainsi que le fait remarquer M. Bernheim (1), si cette définition était admise, le mot *infection* perdrait tout sens scientifique.

Lorsque des individus, pour avoir bu de l'eau corrompue, ont contracté une entérite, quand, placés sous des émanations gazeuses malsaines, ils sont tombés malades, quand, sous l'influence de vapeurs de mercure, de chloroforme, d'hydrogène sulfuré, d'acide carbonique, ils ont subi des accidents mercuriels ou asphyxiques, on peut bien, par un abus de mot, dire qu'ils ont été infectés, qu'ils ont pris une maladie infectieuse, mais alors tous les empoisonnements, toutes les maladies contractées par l'introduction dans les poumons ou l'estomac de substances malsaines seraient des infections, et le cadre des maladies infectieuses er globerait presque toute la pathologie. Eh bien, non ; dans l'infection il

_____

(1) Bernheim, *Dict. encyclop. des Sciences médicales,* Art. CONTAGION.

SCHMITT.   11

y a quelque chose de plus. Le mot infection implique, comme le dit encore M. Bernheim, « l'idée d'un poison particulier, différent des poisons ordinaires en ce qu'il peut,.placé dans des conditions favorables, se reproduire d'une façon illimitée » ; et il ajoute : « c'est un corps vivant et qui se multiplie ». Ce dernier membre de phrase rapproche, identifie même les maladies franchement parasitaires et les maladies infectieuses.

Dans la gale, la trichinose, les teignes, etc., c'est également un corps vivant, l'acarus, la trichine, l'achorion, le microsporon, etc., qui se multiplie et produit la maladie. Sans doute, c'est une tendance actuelle de la science et l'une de ses plus belles découvertes que d'avoir, ainsi que nous le verrons plus loin, rapproché les maladies infectieuses des maladies parasitaires, et peut-être un jour viendra-t-il où les maladies infectieuses n'auront plus de mystère et nous seront aussi connues que les maladies parasitaires que nous venons de nommer. Mais ce jour n'est pas encore arrivé. Ce que l'expérience nous a appris, ce que les découvertes modernes nous ont démontré, c'est que les maladies infectieuses se rapprochent des intoxications et surtout des maladies parasitaires, mais qu'en tous cas il s'agit pour elles d'un empoisonnement ou d'un parasitisme spécial. Aussi préférons-nous pour le moment le terme un peu vague de *poison*, qui ne préjuge pas la nature de l'agent infectieux, et dirons-nous avec M. Bernheim (*loc. cit.*) et Liebermeister (1) : *Les maladies infectieuses sont des maladies pour lesquelles on sait, ou du moins on présume, qu'elles sont dues à des poisons particuliers différents des poisons ordinaires en ce que, placés dans des conditions favorables, ils peuvent se multiplier indéfiniment.*

Peut-être, quand nous aurons étudié les caractères communs aux maladies infectieuses et leurs rapports avec les autres groupes morbides, pourrons-nous hasarder une définition plus précise et plus en rapport avec ce que nous savons sur la physiologie pathologique de ces maladies.

(1) Liebermeister, *Einleitung zu den Infectionskrankheiten*, in *Ziemssen's Handbuch der speciellen Pathologie und Therapie 1876.*

CHAPITRE II

CARACTÈRES DES MALADIES INFECTIEUSES

Il est bien évident qu'en face de maladies aussi disparates que le sont les maladies infectieuses, il nous est impossible d'en donner une description générale qui puisse s'appliquer à toutes. Tout au plus pouvons-nous les grouper d'une façon plus ou moins arbitraire d'après certaines affinités cliniques.

Nous y trouvons: le groupe des fièvres exanthématiques avec la variole et la vaccine, la rougeole, la scarlatine, la suette miliaire, la varicelle;

Le groupe des fièvres essentielles avec la fièvre intermittente, la fièvre typhoïde, le typhus, la fièvre récurrente, la fièvre jaune;

Le groupe des affections septiques : la septicémie, la pyémie, la gangrène et l'érysipèle septiques, la fièvre puerpérale ;

Le groupe des zoonoses avec la morve, la rage, le charbon, la mycose intestinale ;

Le groupe des maladies localisées à l'intestin : dysenterie ; à l'appareil respiratoire : grippe, laryngite diphthéritique, coqueluche ; à différents autres organes : blennorrhagie, chancre mou, ophthalmie purulente, méningite cérébro-spinale, béribéri ; puis, sans affinité avec aucune autre : le choléra, la peste, la syphilis, la tuberculose, etc:, etc.

Nous ne pouvons pas donner ici la description des symptômes si divers qui caractérisent chacune de ces maladies. Et cependant, malgré des différences aussi tranchées, malgré la diversité considérable des effets qu'elles produisent sur l'économie, toutes ces maladies ont un certain nombre de caractères communs ; caractères je ne dirai pas spécifiques, car aucun d'eux n'appartient à toutes les maladies infectieuses, ni ne leur est propre à l'exclusion des autres affections, mais qui, du moins, se rencontrent plus fréquemment dans ces maladies et qui, par leur groupement, nous permettront de serrer de plus près la question de leur origine et de leur nature.

I. — MULTIPLICATION DE L'AGENT INFECTIEUX

Le premier de ces caractères leur est commun avec les maladies parasitaires, mais les distingue de la façon la plus absolue de toutes les autres espèces morbides. La plupart des auteurs l'ont trouvé d'une importance si capitale qu'ils l'ont fait entrer dans leur définition des maladies infectieuses : c'est la reproduction et la multiplication illimitée de l'agent qui leur donne naissance. Une quantité imperceptible de vaccin suffit à produire sur un enfant l'éruption de pustules vaccinales, chacune de celles-ci peut servir à en inoculer dix autres et ainsi de suite : 100, 1000, 10,000 enfants peuvent ainsi être inoculés; la multiplication de l'agent infectieux n'aurait de limite que le jour où il n'existerait plus de sujet capable de prendre la maladie. Cet exemple, que nous avons emprunté à Lieber-meister parce qu'il est un de ceux où cette multiplication se révèle de la façon la plus frappante, nous aurions pu le prendre dans l'agent de la variole, de la rougeole, de la scarlatine, de la syphilis, de la blennorrhagie. Nous le retrouvons pour la peste, le choléra, la fièvre typhoïde ; un seul individu atteint de l'une de ces affections peut, arrivant dans une localité jusque-là indemne, donner lieu à une épidémie qui pourra s'étendre à tout un pays, à tout un continent. Et l'étude de la fièvre intermittente nous montre encore un agent qui, s'il ne se transporte pas d'un sujet à un autre, se multiplie cependant dans certaines conditions telluriques. Ce caractère sépare immédiatement et d'une façon absolue les maladies infectieuses des intoxications et les rapproche des maladies parasitaires. Dans celles-ci également nous assistons à la multiplication de l'agent morbide, qu'il s'agisse d'éléments animaux ou végétaux ; nous savons que plantes et animaux peuvent se multiplier à l'infini tant qu'ils trouvent des conditions favorables à leur existence et à leur développement.

Disons en passant, car nous aurons à y revenir longuement plus tard, que pareil fait se retrouve dans les processus de fermentation, mais là encore il s'agit de cellules végétales, d'organismes vivants qui, sur un terrain propice, peuvent se reproduire et se multiplier.

II. — SPÉCIFICITÉ DE L'AGENT INFECTIEUX

Un second caractère remarquable des maladies zymotiques, c'est leur spécificité ; et la dénomination de maladies spécifiques, qui leur est donnée souvent en France, leur convient au plus haut degré.

Dans aucune autre classe d'affections, exception faite pour les intoxications et les maladies parasitaires, nous ne trouvons un rapport aussi intime entre la cause et l'effet. Suivant les sujets, suivant les circonstances, l'action du froid produira chez l'un un coryza, chez l'autre une bronchite, tantôt une névralgie ou une paralysie, tantôt un flux diarrhéique, et réciproquement, le coryza peut reconnaître comme cause, soit un refroidissement, soit une intoxication (iode), soit une affection générale (scrofule) ; et la paralysie faciale, par exemple, se produira à la suite d'une compression, d'un refroidissement aussi bien qu'à la suite d'une lésion cérébrale. Au contraire, aucune influence physique, mécanique ou thermique, ne suffira à produire une maladie infectieuse ; jamais la syphilis ne naîtra que par suite de l'introduction de l'agent syphilitique dans l'économie ; si l'on inocule à un sujet du pus variolique ou de la lymphe vaccinale, c'est toujours, s'il se produit quelque chose, la variole ou la vaccine qui se développeront. De même encore on peut dire avec certitude que tout individu atteint de variole, de rougeole ou de syphilis, ne tient ces maladies que d'une infection variolique, morbilleuse ou syphilitique. Quand bien même, ainsi que nous le verrons, certaines dispositions individuelles peuvent déterminer si un sujet est apte ou non à prendre la maladie, elles ne peuvent en rien changer l'espèce morbide. En passant de génération en génération, la maladie garde ses caractères spécifiques et, si elle les modifie quelquefois un peu en tombant sur un terrain impropre, elle les reprend vite quand elle retrouve un sol plus favorable. La variole, la syphilis, le choléra, ont partout les mêmes caractères, qu'on les étudie dans nos climats tempérés ou sous les zones torrides ; si leurs manifestations sont quelquefois bénignes et presque insignifiantes, ces formes atténuées peuvent elles-mêmes donner naissance de nouveau aux formes les plus complètes et les plus graves. Sans doute, dans le cours des siècles, certaines espèces morbides ont pu, aussi bien que les espèces animales ou végétales, subir certaines modifications, mais leurs caractères principaux n'ont pas changé. La syphilis de nos jours n'est plus qu'une forme mitigée de l'affection terrible que nous ont décrite les auteurs du xvie siècle, mais l'espèce morbide n'a pas varié ; on en reconnaît les grands traits et quelquefois même elle semble encore se ressouvenir aujourd'hui de son intensité d'autrefois. Diverses influences climatologiques, telluriques ou autres, peuvent favoriser ou empêcher la propagation d'une maladie infectieuse, mais elles ne modifient jamais la nature de la maladie. L'espèce morbide reste toujours identique et, quelles que soient les circonstances dans lesquelles elle se développe, jamais une maladie infectieuse ne s'est transformée en une autre. Seule, une étude superfi-

cielle et incomplète des maladies épidémiques a
pu pousser certains auteurs à admettre la pos-
sibilité d'une pareille transformation qu'aucune
observation positive ne saurait confirmer et qui,
au contraire, est contredite tous les jours par
les faits qui se déroulent sous nos yeux.

La cause des maladies infectieuses est donc
une cause spécifique, et cette spécificité est aussi
frappante que celle des espèces animales ou
végétales. De même, dit Liebermeister, que
jamais un âne ne procède d'un cheval, de même
la scarlatine ou la rougeole ne se montrent jamais qu'à la suite de l'infection par le poison
variolique. Seules les intoxications et les maladies parasitaires présentent la même spécificité
causale.

III. — DISPROPORTION ENTRE LA CAUSE
ET L'EFFET

Et cependant, bien que la plupart des maladies infectieuses atteignent à la fois tous les organes, tous les tissus, qu'elles modifient quelquefois toutes les conditions de la vie et en quelques heures ont raison de l'organisme le plus vigoureux, la cause qui leur donne naissance est si minime qu'elle échappe à nos regards et que les instruments les plus perfectionnés sont parfois impuissants à nous la déceler. Une gouttelette imperceptible de pus variolique suffit à provoquer une maladie générale souvent mortelle, et encore savons-nous que ce pus lui-même n'est que le véhicule du véritable agent morbifique ; une quantité infinitésimale de sang charbonneux inoculé à un animal le fait succomber avec les symptômes d'une infection généralisée et, dans tous ces cas, ce n'est pas une fonction ni un tissu, c'est l'organisme tout entier qui est envahi et atteint. Cette disproportion si évidente entre la cause et l'effet, « entre l'infinie petitesse des moyens apparents et l'énergie destructive si puissante dans les résultats » (Duclaux), n'est pas un des caractères les moins tranchés des maladies zymotiques, mais celui-ci encore leur est commun avec un grand nombre d'autres affections: aussi ne y nous arrêterons-nous pas davantage.

IV. — RÉCEPTIVITÉ, PRÉDISPOSITION, IMMUNITÉ DE L'ORGANISME VIS-A-VIS DE L'AGENT INFECTIEUX

A côté de l'agent infectieux, du facteur externe, comme l'appelait Anglada (1), il faut étudier le facteur interne, c'est-à-dire l'organisme qui est soumis à ses atteintes. Or rien n'est plus variable que la réceptivité, la disposition générale de l'organisme à subir l'influence des agents infectieux.

Ainsi que le fait remarquer Samuel (2), les causes mécaniques agissent sur tous ceux qui s'y

(1) Anglada, *Traité de la contagion*, 1853, 2 vol. in-8 ; *Études sur les maladies éteintes et les maladies nouvelles*, 1869, 1 vol. in-8.

(2) Samuel, *Handbuch der allgemeinen Pathologie als pathologische Physiologie*, 1879.

exposent. Un traumatisme peut laisser des traces plus ou moins durables selon l'épaisseur de l'épiderme, la laxité du tissu cellulaire ou la fragilité des os, mais, si son intensité augmente de plus en plus, il ne trouvera jamais d'organisme réfractaire. L'action des substances toxiques peut être plus ou moins prononcée suivant leur dose ou l'accoutumance de l'économie. Une intoxication chronique peut évoluer souvent sans donner lieu à des symptômes appréciables, et Cl. Bernard (1) a montré qu'on peut absorber des quantités relativement considérables de strychnine, de curare, de digitale, sans provoquer le tétanos, la paralysie ou le collapsus, à la condition que l'absorption du poison soit réglée par son élimination: mais, si la dose absorbée vient à augmenter rapidement dans des proportions qui dépassent la mesure de l'élimination ou si celle-ci vient à faire défaut pour une cause quelconque, les accidents éclatent. Donc là encore pas de véritable immunité. On en peut dire autant pour les maladies parasitaires ; il n'existe aucune disposition individuelle qui permette de s'exposer à un contact

(1) Cl. Bernard, *Leçons sur les effets des substances toxiques et médicamenteuses*, 1883, 1 vol. in-8.

prolongé avec un galeux ou un teigneux, d'absorber de la viande trichinée, sans prendre la gale, la teigne, la trichinose.

Il n'en est pas de même pour les maladies zymotiques. Il est bien certain que deux sujets placés dans les mêmes conditions peuvent s'exposer à une même influence infectieuse sans que tous les deux en soient atteints.

A l'époque où la variole exerçait encore ses ravages, un grand nombre de sujets échappaient à la maladie ; elle épargna Boerhaave et Morgagni, et cependant on savait « qu'aucune précaution, aucune condition de climat, d'âge, de vie, de température, ne peut en préserver » (Thebosius, 1651). La vaccine qui, d'une façon générale, ne trouve pas d'organisme réfractaire, ne réussit pas toujours, et à l'époque où l'inoculation variolique était de pratique courante elle n'était pas toujours suivie d'effet ; certains sujets se sont même montrés réfractaires à des inoculations répétées. La rougeole et le typhus exanthématique, pour lesquels la réceptivité est à peu près générale, épargnent certains sujets ; d'autres, malgré les conditions les plus favorables, échappent pendant une épidémie pour être atteints dans une épidémie suivante. La scarlatine, la fièvre typhoïde, la syphilis même, n'atteignent de loin pas tous les individus qui s'y exposent. Certains agents infectieux ont besoin pour pénétrer dans l'économie d'une porte d'entrée largement ouverte, d'une érosion, d'une plaie épithéliale ou épidermique ; les affections septiques, la syphilis, la rage, sont de ce nombre : l'intégrité parfaite de l'épithélium confère vis-à-vis de ces maladies une immunité complète.

Ailleurs la réceptivité ou l'immunité semblent, du moins jusqu'à un certain point, influencées par des questions d'âge, de race, d'acclimatement, d'hygiène, etc.

Sans entrer dans de grands détails, sans passer en revue chacune des maladies infectieuses, bornons-nous à quelques exemples. Si la rougeole, la variole, le choléra, la fièvre intermittente s'attaquent à tous les âges, à la première enfance comme à l'extrême vieillesse, il en est d'autres qui se montrent de préférence à telle ou telle période de la vie ; la scarlatine et la coqueluche sont des maladies presque spéciales au jeune âge ; par contre, les fièvres typhiques sont plus communes entre 20 et 40 ans et la réceptivité pour ces maladies est très faible et presque nulle pendant les premières années de la vie et à un âge très avancé. On prétend que les races nègres ou colorées sont tout particulièrement prédisposées à la variole ; au contraire, dans leurs pays les nègres sont réfractaires à la fièvre jaune. mais quand ils retournent sous leur ciel après avoir séjourné quelque temps dans les zones tempérées, leur immunité antérieure a disparu. Le blanc, à mesure qu'il a vécu plus longtemps sous les tropiques, finit par s'acclimater dans les régions où règne le *vomito*, et l'aptitude si grande qu'il apportait en arrivant, s'émousse et diminue peu à peu. On sait que pendant les épidémies de choléra ceux qui ont vécu quelque temps dans son domaine finissent par s'acclimater ; que les Européens qui habitent les Indes depuis longtemps sont bien moins atteints que les étrangers, et nous pouvons faire tous les jours dans les hôpitaux cette facile remarque que, dans les villes où la fièvre typhoïde est endémique, ce sont les nouveaux venus, les domestiques arrivés tout récemment de la campagne qui payent le plus fort tribut à la maladie. La réceptivité pour les maladies infectieuses, assez limitée déjà pour l'espèce humaine, est plus restreinte encore chez les autres mammifères. Tandis que les animaux subissent comme l'homme l'influence des causes morbifiques mécaniques ou chimiques (exception faite cependant pour les poisons nerveux), il en est bien peu qui aient la réceptivité pour les maladies infectieuses. A part les zoonoses, il n'y a guère que les varioles, la fièvre jaune, la malaria, la tuberculose qui puissent s'observer chez l'animal. Sans prendre parti dans la discussion sur les rapports de la variole humaine avec le cowpox et le horse-pox, il est bien certain que le vaccin humain peut être transplanté sur certaines espèces animales, s'y multiplier et y développer la même maladie, puisque repris sur l'animal inoculé il reproduit la vaccine chez l'homme. Certaines espèces animales, des chiens surtout, sont susceptibles de prendre la fièvre jaune ; les volailles mêmes et celles qui avaient été importées d'Europe dans la Guinée anglaise moururent pendant l'épidémie au milieu de vomissements de sang (Blair, *in* Griesinger) (1). La disposition des animaux domestiques à contracter la fièvre intermittente est déjà moins prononcée. Dans certaines contrées même, dans

(1) Griesinger, *Traité des maladies infectieuses*, 2ᵉ édition, 1877, 1 vol. in-8.

le delta du Rhin, dans la Frise orientale, la Westphalie et la Hollande, ils semblent réfractaires à l'influence du miasme paludéen. En d'autres lieux, au contraire, dans la Bresse, dans la campagne de Rome, aux îles Minorques, les chevaux, les vaches, les chèvres, les porcs, les chiens, les brebis présentent des accès de fièvre tierce, quelquefois de véritables accès pernicieux, et souvent l'on a constaté chez eux la cachexie palustre avec hypertrophie splénique et même des ruptures spontanées de la rate à la suite d'accès graves (Griesinger, *loc. cit.*). De même encore un certain nombre d'espèces animales sont réfractaires à la tuberculose même expérimentale ; les carnivores sont moins facilement inoculables que les herbivores et les rongeurs (Villemin, *in* Schmitt) (1).

Par contre, l'homme est réfractaire à la peste bovine, le charbon qui se rencontre chez tous les herbivores, est rare chez les carnivores ; les souris le prennent, non les rats ; il est presque inconnu chez les vieux chiens, tandis que les jeunes sont susceptibles d'en être atteints. Certains chiens, dit-on, sont même réfractaires à la rage.

(1) Schmitt, *De la tuberculose expérimentale*, 1883.

Ajoutons enfin que diverses conditions physiologiques ou pathologiques influent encore d'une façon très marquée sur la réceptivité morbide de certaines maladies infectieuses. Les unes, telles que le typhus, la fièvre récurrente, le choléra, agissent plus particulièrement sur la partie misérable des populations ; elles frappent surtout les sujets anémiés, débilités soit par la misère, soit par les maladies antérieures ; d'autres, comme la fièvre typhoïde, épargnent les individus atteints d'affections chroniques ; d'autres, telles que les fièvres intermittentes, les fièvres éruptives, la syphilis, ne témoignent d'aucune préférence; toutes les constitutions, toutes les conditions sociales payent leur tribut à la maladie.

Il nous est impossible d'entrer dans toutes ces questions qui appartiennent à l'histoire spéciale de chaque maladie et qui sont extrêmement variables pour chacune d'elles ; mais nous pouvons nous demander d'une façon générale à quoi tient cette réceptivité ou cette immunité si particulière. S'agit-il simplement d'une question de terrain ? Cela semble probable quand on voit, de deux individus contaminés, par exemple, par le même virus syphilitiqu l'un prendre une syphilis bénigne se bornant à quelques manifestations insignifiantes, l'autre une syphilis grave aboutissant rapidement aux désordres viscéraux les plus profonds ; de deux individus infectés par le même poison variolique, l'un prendre une varioloïde discrète et l'autre une variole confluente, hémorrhagique et fatale. Ne faut-il pas quelquefois aussi songer à une différence dans la qualité de la graine, quand on voit à de cours intervalles et sur une même population se succéder des épidémies de rougeole, de choléra, de variole, qui sont remarquables l'une par sa grande bénignité, l'autre par une malignité terrible? Quant à décider en quoi consistent ces différences de part et d'autre, c'est là un point qui nous échappe et, sans hasarder aucune hypothèse, bornons-nous pour le moment à constater le fait.

V. — INCUBATION DES MALADIES INFECTIEUSES

Mais la cause infectieuse a trouvé un organisme en état de réceptivité : la maladie va-t-elle succéder immédiatement à l'impression pathogène ? Non, et c'est là encore un des caractères les plus spéciaux aux maladies zymotiques. Entre le moment où l'agent infectieux a touché l'organisme et le moment où il traduit sa présence par la première manifestation pathologique, il s'écoule un temps plus ou moins long suivant l'espèce morbide, période de latence pendant laquelle ne se révèle aucun trouble, aucune altération de l'économie. C'est ce qu'on a appelé l'*incubation*. Dans les affections de cause mécanique, la maladie suit immédiatement l'influence morbifique ; les symptômes de l'empoisonnement se montrent dès que le toxique commence à se dissoudre et à être absorbé, et augmentent à mesure qu'une quantité plus grande de poison passe dans le sang ; il en est de même pour un certain nombre de maladies parasitaires, le premier acarus qui a pénétré sous l'épiderme donne déjà lieu aux premières manifestations de la gale. Sans doute on peut admettre que, jusqu'à un certain point, toutes les maladies peuvent couver. Pour le prouver. M. Bernheim (*loc. cit.*), dans le travail que nous avons déjà eu et que nous aurons encore souvent à mettre à contribution, cite les exemples suivants : Une contusion du crâne et du cerveau s'est produite à la suite d'une chute, aucun symptôme ne l'a dénoncée d'abord, jusqu'à ce qu'un jour, longtemps après, éclate une méningo-encéphalite aiguë ; une écharde est entrée dans un nerf, rien ne manifestait sa présence, quand tout d'un coup le tétanos éclate ; un cancer se développe lentement dans un organe à l'insu du malade et du médecin, jusqu'à ce que des troubles fonctionnels ou un état général dû à la viciation du sang le fassent reconnaître ; la digitale, le plomb, la strychnine, s'accumulent dans l'organisme, jusqu'au moment où, sans préambule, éclatent les coliques saturnines, le collapsus, les convulsions tétaniques.

Et cependant il me semble que dans aucun de ces exemples, que l'on ne pourrait certainement pas multiplier beaucoup, la latence n'est aussi complète et surtout la période d'incubation n'est aussi fixe que pour les maladies infectieuses. Sans doute il est difficile de dire encore, pour un grand nombre des maladies qui nous occupent, la durée de cette incubation; le moment où se fait l'imprégnation morbide nous échappe trop souvent pour que nous puissons le fixer d'une façon précise, et certains agents morbides peuvent sans doute séjourner longtemps sous l'épiderme avant de trouver une porte d'entrée qui leur permette de pénétrer dans l'économie et de s'y développer; il n'y a guère que pour les maladies inoculables qu'il soit possible de donner des données précises. Dans la vaccination, ce n'est que 2 ou 3 jours après la guérison de la piqûre d'inoculation qu'apparaît sur les points inoculés la rougeur caractéristique. Ce n'est que 3 à 4 semaines après l'infection syphilitique que le chancre commence à se développer, 4 à 5 jours seulement après l'inoculation du pus tuberculeux se montre l'induration locale. Les premiers symptômes de la variole inoculée apparaissent 48 heures environ après l'inoculation : pour la variole non inoculée l'incubation est de 12 à 13 jours ; elle est de 10 jours environ pour la rougeole, de 4 à 7 jours pour la scarlatine. On compte 7 jours pour le typhus exanthématique, 12 à 16 jours pour la fièvre typhoïde, 6 à 7 jours pour le relapsing fever, 15 jours pour la fièvre intermittente, 3 à 7 jours pour la morve. L'incubation pour la peste est de 2 à 7 jours, de 2 à 9 jours pour le choléra et la fièvre jaune ; la rage, qui peut couver le plus longtemps, ne se développe que de 3 à 65 jours et même 2 ans après la morsure. Seules parmi les maladies infectieuses les affections septiques ne présentent pas de période latente, ou du moins l'incubation n'est pour elles que de très courte durée. Dans certaines formes de septicémie, l'arrivée d'une gouttelette de liquide putride sur une plaie suffit à tuer en quelques heures sans manifestations locales ; pour expliquer cette anomalie, certains auteurs ont pensé qu'il s'agissait là d'un empoisonnement véritable par certains agents toxiques que les bactéries de la putréfaction ont pu produire au dehors et qui ont été transportés avec elles sur la plaie d'absorption.

Quelques maladies présentent pour ainsi dire deux incubations : dans la syphilis, par exemple, après le développement et la disparition du chancre, qui indiquait déjà une imprégnation de l'organisme, mais insuffisante pour que ses effets s'étendent au delà de la lésion locale, se fait une nouvelle incubation, jusqu'à ce qu'à la suite d'une évolution suffisante du poison spécifique, arrive la période, dite secondaire, des accidents généraux : la variole, la tuberculose expérimentale ont une marche à peu près semblable.

Comment expliquer cette période de latence? Faut-il admettre que le poison pathogène a été absorbé en trop petite quantité et qu'il a d'abord eu besoin de se multiplier dans l'économie avant d'arriver à faire la maladie? Cette explication le plus généralement admise fait de l'incubation des maladies infectieuses quelque chose d'analogue à ce que nous avons signalé plus haut pour certaines malades de cause mécanique ou chimique. De même que le cancer reste latent jusqu'à ce que la cellule cancéreuse se soit suffisamment multipliée pour former une tumeur; de même qu'une certaine quantité de digitale, de plomb, de strychnine est nécessaire pour produire le collapsus, l'encéphalopathie saturnine ou les convulsions tétaniques ; de même que l'irritation d'un nerf excité a besoin de se multiplier pour amener à la fin le tétanos, de même aussi l'agent infectieux arrivant dans l'économie doit subir une multiplication préalable avant de déterminer des effets sensibles. Cette opinion cependant s'accorde difficilement avec certains faits d'expérience. S'il ne s'agissait en effet que d'une question de plus ou de moins dans la quantité de l'agent infectieux, on ne s'expliquerait pas bien la fixité de la période d'incubation. Dans l'inoculation variolique, que l'on introduise dans l'économie plus ou moins de pus variolique, la durée de la période latente reste la même ; dans la vaccination, que l'on fasse une ou dix piqûres, on n'avance pas d'un jour le moment de l'évolution des pustules vaccinales. S'il ne s'agissait que d'une multiplication de l'agent infectieux, les manifestations auxquelles il doit donner naissance devraient, ce semble, se produire peu à peu et augmenter d'intensité à partir du moment de l'infection, au fur et à mesure de sa multiplication. Au contraire, la période d'incubation est exempte de toute manifestation morbide et, quand les symptômes apparaissent, c'est le plus souvent d'une façon brusque et tumultueuse. Si latents en effet que puissent être certains poisons non vivants dans l'économie, à moins qu'ils ne soient éliminés au fur et à mesure de leur absorption, comme dans les expériences de Cl. Bernard (*loc. cit.*) sur le curare et la strychnine, un examen attentif, l'étude du pouls ou des sécrétions, indiqueraient assez que, pour ne pas se révéler d'une façon très manifeste, la digitale, le plomb, etc., ne laissent pas que d'impressionner telle ou telle partie de l'économie. Frappés de ces objections, quelques auteurs, avec Liebermeister (*loc cit.*), ont pensé que les agents pathogènes, une fois parvenus dans l'organisme, sont obligés de passer par un stade particulier d'accommodation ou de développement d'une durée déterminée pendant lequel ils se multiplient, avant de pouvoir traduire leur présence par des symptômes tranchés. La période d'incubation serait alors l'analogue de ce qui se passe pour certaines maladies parasitaires : l'évolution de certains agents infectieux se rapprocherait de celle du ténia ; celle de certains autres serait comparable à l'évolution de la trichine. Nous aurons à revenir plus loin sur cette opinion.

VI. — ÉVOLUTION DES MALADIES INFECTIEUSES.

Quoi qu'il en soit, à cette période de latence succède l'évolution de la maladie. Il ne nous est pas possible de résumer en quelques propositions générales l'évolution ni la marche des maladies infectieuses; elles varient essentiellement suivant la maladie que l'on considère : quelques exemples vont nous le prouver. La morve, la syphilis, le chancre mou, la dysenterie, etc., sont apyrétiques pendant toute leur durée ; pour d'autres, la fièvre constitue le symptôme cardinal, comme dans les fièvres intermittentes, ou domine toutes les autres manifestations : fièvre typhoïde, fièvres éruptives, etc. ; les unes naissent et font leur évolution tout entière dans un point donné et restreint de l'organisme : telles la blennorrhagie, l'ophthalmie purulente, le chancre mou, qui restent localisés sur le point où ils ont pris naissance ; la plupart, au contraire, infectent toute l'économie et même dès leurs premières manifestations ont déjà envahi tout l'organisme ; les fièvres éruptives, la syphilis, la tuberculose, etc., sont essentiellement des maladies générales.

Et ici faisons remarquer en passant que, contrairement à une opinion généralement répandue, le terme de maladie zymotique ou infectieuse n'implique pas nécessairement l'idée d'une affection générale, constitutionnelle. Ainsi que l'a déjà fait remarquer Liebermeister, c'est même dans ces affections locales que le développement par infection est le plus manifeste. Il n'existe pas du reste de démarcation précise entre les maladies infectieuses locales et les maladies générales, c'est au contraire par une gradation continue que l'on passe de l'ophthalmie purulente, qui reste confinée sur l'organe atteint, au chancre mou, dont l'agent peut déjà envahir les ganglions voisins, à la blennorrhagie, dont les métastases dites rhumatismales indiquent une tendance à la généralisation de l'infection, pour arriver à la tuberculose, aux fièvres exanthéma-

tiques, à la syphilis, qui dès sa première manifestation a déjà infecté toute l'économie. Du
reste, même dans les maladies les plus générales, il existe d'ordinaire dans tel ou tel organe
une localisation plus spéciale de la maladie :
telles la lésion intestinale dans la fièvre typhoïde,
l'exanthème dans les fièvres éruptives, les alté-
rations de l'axe cérébro-spinal dans la rage, la
lésion splénique dans les fièvres typhiques, etc.
Mais ces lésions, quelque caractéristiques
qu'elles puissent être d'ailleurs pour certaines
maladies, peuvent manquer quelquefois, et en
tous cas elles le cèdent en importance à la diffu-
sion dans tout ou partie de l'économie de l'agent
infectieux qui frappe partout, agissant de préférence sur tel organe, tel tissu, où il trouve des
conditions plus favorables à son développement.

Malgré des différences si tranchées et dont
même nous n'avons signalé que les principales,
nous pouvons dire, sans vouloir généraliser la
thèse, qu'un grand nombre, disons même la
majorité des maladies infectieuses, ont une
marche cyclique et régulière dont nous ne trouvons l'analogue dans aucune autre classe de maladies. Pour ne prendre que quelques exemples,

voici la rougeole qui présente un stade prodromique de 3 jours, une période d'éruption de 2 jours : pendant 3 jours, l'éruption est à son maximum, jusqu'à ce que le 8e, le 9e jour, quelquefois plus tôt, commence la période de desquamation. Dans la scarlatine, les prodromes durent un jour ou deux, puis paraît l'éruption qui, au bout d'un même laps de temps, s'est généralisée ; elle reste stationnaire pendant un jour, puis commence à disparaître, la desquamation se fait du 8e au 15e jour, pendant ce temps disparaissent les dernières traces de fièvre, mais se montrent trop souvent les complications tardives de la maladie. La marche de la variole n'est pas moins typique : après deux ou trois jours de prodromes débute l'éruption de petites macules qui, le deuxième jour de l'éruption, se transforment en papules, plus tard en vésicules ; celles-ci, du 6e au 7e jour, prennent le caractère de pustules en même temps que s'allume la fièvre secondaire ou de suppuration. La dessiccation commence le 11e ou le 12e jour après le début de l'éruption. Dans le typhus exanthématique, c'est dans la seconde moitié de la première semaine que commence l'éruption caractéristique, et elle persiste jusqu'à la fin du second septenaire : c'est alors, ou dans les premiers jours du 3ᵉ, que survient la défervescence brusque, critique, accompagnée souvent de sueurs, de diarrhée ou d'une production de furoncles. Est-il nécessaire de rappeler la périodicité si frappante des fièvres intermittentes, les accès si réguliers du relapsing fever, la marche cyclique par septenaire de la fièvre typhoïde, l'évolution régulière et pour ainsi dire fatale de la fièvre jaune, de la peste, de la coqueluche, de la vaccine, je dirai même de la syphilis, du moins dans ses premières manifestations?

Il ne faudrait cependant pas généraliser ce fait comme l'ont voulu quelques auteurs (Samuel). Il est en effet certaines affections infectieuses qui ont une marche irrégulière, des allures indéterminées ; telles la dysenterie, l'ophthalmie purulente, la morve, etc. Ce serait encore forcer les faits que de vouloir découvrir pour toutes les maladies infectieuses un caractère de spécificité dans les manifestations symptomatiques ou les lésions anatomiques. Le tubercule lui-même, considéré si longtemps comme un élément spécifique, a perdu ce titre sous l'influence même des recherches récentes qui ont rangé la tuberculose parmi les maladies

infectieuses ; l'uréthrite simple et la blennorrhagie déterminent la même inflammation de
la muqueuse uréthrale, et il serait impossible,
par les seuls symptômes, de distinguer l'un de
l'autre le choléra asiatique, la fièvre palustre
cholériforme et le choléra nostras non infectieux.
C'est que, comme l'a si bien dit Bernheim (*loc.
cit.*), « l'organisme n'a qu'un certain nombre
de symptômes à sa disposition, et les organes
frappés par diverses causes, répondent par des
modifications anatomiques ou fonctionnelles
analogues. » Ce qui est spécifique dans les maladies zymotiques, c'est moins la lésion ou le
symptôme que la cause morbide, l'agent infectieux qui leur a donné naissance.

VII. — PRODUCTION D'AGENTS CONTAGIEUX DANS L'ÉCONOMIE

Dans un grand nombre de maladies zymotiques, il se fait, à une certaine période de l'évolution morbide, une reproduction, une multiplication de l'agent infectieux. Ainsi régénéré, cet agent pathogène se mêle à diverses sécrétions de l'organisme malade (pus, sang, larmes, salive, déjections, squames épidermiques) qui, arrivant sur un organisme sain en état de réceptivité, lui communiquent la maladie première. Nous serons bref sur cette question, d'une importance capitale cependant, mais qui a déjà été traitée avec un remarquable talent par Gallard (1). Nous nous contenterons de

(1) Gallard, Art. CONTAGION, CONTAGIEUSES (Maladies), t. IX, p. 210 et suiv., in *Nouveau Dictionnaire de médecine et de chirurgie pratiques.*

quelques définitions que nous emprunterons à Bernheim (1). Faute de bien s'entendre sur la signification à donner à certains termes, on se perd dans des discussions oiseuses et absolument stériles. Les maladies dont il s'agit ici prennent le nom de maladies *contagieuses*, la contagion étant « l'acte par lequel une maladie déterminée se communique d'un individu qui en est affecté à un autre individu, par contact immédiat ou médiat, au moyen d'un principe matériel qui émane du corps du premier, quelle que soit son origine primitive, et qui se multiplie sur le sujet auquel elle est transmise (Bernheim).

On donne le nom de *contage* au principe à l'aide duquel les maladies contagieuses se transmettent. Dans certains cas ce principe peut être recueilli directement sur le malade, incorporé à du pus, de la sérosité, du sang, et être transplanté sur un autre organisme ; le contage est alors appelé *virus* et la maladie qu'il reproduit est dite *inoculable*.

Tous les contages ne sont donc pas virulents, et le terme de contagiosité n'est pas synonyme d'inoculabilité. Pour qu'un contage soit virus,

(1) Bernheim, Art. CONTAGION, in *Dict. encycl. des Sc. méd.*

il faut qu'il soit *fixe*, c'est-à-dire qu'il émane de l'organisme incorporé à un véhicule solide ou liquide inoculable ; mais le contage peut être *volatil*, c'est-à-dire tenu en suspension, en particules très ténues, dans l'air expiré, dans les produits de l'évaporation cutanée, flottant dans l'atmosphère, plus ou moins concentré, de manière à rester efficace à une distance parfois considérable.

Nous savons à peu près pour un certain nombre de maladies contagieuses quelles sont les parties du corps dans lesquelles résident les contages et sur quel véhicule ils quittent l'organisme ; pour d'autres, la question est encore obscure. Le contage de la variole se reproduit dans les pustules, le sang et les croûtes, peut-être aussi dans la salive. En Chine on se sert encore des croûtes desséchées pour pratiquer l'inoculation variolique. Dans la rougeole, le contage est contenu dans le sang, les larmes, la salive, peut-être aussi dans les squames épidermiques. Le contage de la scarlatine paraît être renfermé dans le sang, les exhalaisons cutanées et pulmonaires ; celui de la diphthérie dans les fausses membranes ; celui de la rage dans la salive, la bave, le sang ; celui de la

morve dans le flux nasal et les tumeurs spécifiques ; ceux de la blennorrhagie, de l'ophthalmie purulente, de la syphilis, dans le pus fourni
par ces maladies, pour la dernière également
dans le sang ; il semble que le contage du choléra, de la fièvre typhoïde, réside dans les déjections ; nous ignorons où se trouve le poison
du typhus, et cependant on ne saurait nier
qu'il se produit dans l'organisme un agent contagieux quand on voit l'air ambiant, les vêtements, la literie du malade, communiquer la
maladie à ceux qui l'entourent.

Nous ne sommes pas non plus tout à fait fixés
sur le moment auquel ces maladies sont contagieuses, ou plutôt sur la période pendant laquelle se produit le contage, car le contage ne
se produit pas indéfiniment et la puissance de
formation doit nécessairement s'éteindre sur
l'organisme. La rougeole et la scarlatine sont
contagieuses dès le début, pendant le stade pro-
dromal et la période d'éruption, mais la scarlatine l'est surtout au moment de la desquamation. Le contage de la vaccine est surtout actif
au moment où le contenu limpide des vésicules
commence à se troubler. La variole est contagieuse tant qu'il y a du pus et des croûtes, elle

l'est aussi à la période d'éruption, peut-être même l'est-elle déjà à la période d'incubation, ainsi que semblerait le prouver le fait remarquable, si toutefois il est exempt de toute cause d'erreur, et si souvent cité, de Schafer (1872). Faisant des greffes épidermiques à la Charité de Berlin, Schafer s'était servi d'un bras amputé sur un sujet qui, lorsqu'on l'amputa, ne présentait aucune trace de maladie générale, mais eut un frisson plusieurs heures après l'amputation et une éruption variolique au bout de trois jours. Or l'individu sur lequel la greffe fut faite eut, six jours après celle-ci, la variole. Le virus rabique, qui est efficace pendant toute la durée de la maladie, paraît l'être déjà pendant la période d'incubation, du moins Themhayn a-t-il pu réunir 19 cas de rage communiquée à l'homme par des chiens sains en apparence, mais devenus enragés plus tard. Les maladies virulentes locales : blennorrhagie, chancre mou, ophthalmie purulente, diphthérie, sont transmissibles tant qu'il y a production de pus ou de fausses membranes. Quand le contage arrivé à son complet développement est évacué hors de l'organisme, il peut, s'il est placé dans de bonnes conditions, conserver pendant des années toutes ses propriétés. On désigne sous le nom de *ténacité*, de vitalité, cette faculté du contage de conserver plus ou moins longtemps son efficacité.

Certaines maladies ne se transmettent que par contact immédiat : la vaccine, la syphilis, la blennorrhagie par exemple ; pour d'autres, le contage peut se répandre dans l'air, être transporté par des objets inanimés, linge, literie, instruments, par des personnes qui ont entouré le malade. Du vaccin conservé sur une plaque de verre sert à inoculer la vaccine ; la variole, la scarlatine, la diphthérie, la coqueluche, se prennent à distance ; une femme, après un coït impur, a pu transmettre la syphilis à un second individu sans être elle-même atteinte, et l'on ne compte plus les nombreux cas dans lesquels la scarlatine s'est communiquée par les vêtements des personnes qui avaient approché le malade. On ne sait pas d'une façon bien positive combien de temps ces contages peuvent garder leur efficacité dans l'air, mais à l'abri de l'air il semble que leur conservation doive être presque indéfinie, à en juger du moins par la vaccine qui, dans des tubes capillaires bien scellés, peut se conserver pendant des années. On ignore également si et jusqu'à quel point les contages peuvent se conserver dans l'eau. Citons seulement le fait suivant rapporté par Taylor (1) et reproduit par Bernheim (*loc. cit.*) : Dans une épidémie de scarlatine, un des cas les plus graves au début eut lieu dans la maison d'un laitier dont la femme trayait les vaches pour en vendre le lait à douze familles de la ville. Dans six d'entre elles, la scarlatine éclata presque coup sur coup, alors que l'épidémie n'était pas encore répandue en ville et sans que les malades eussent eu communication avec la personne qui apportait le lait. Or on put établir que le lait, avant d'être distribué aux clients, séjournait dans une cuisine qui avait servi de chambre à coucher à des scarlatineux : le contage avait donc été transporté par le lait.

Dans les diverses maladies que nous venons de passer en revue, le contage est à son complet développement et transmissible par voie médiate ou immédiate au moment où il quitte l'organisme, mais il n'en est pas toujours ainsi ; il est d'autres affections également contagieuses où les conditions sont plus complexes ; dans ces cas, l'agent infectieux, en quittant l'organisme,

(1) Taylor, *Brit. med. Journ.*, 1873.

n'est pas arrivé à parfaite maturation, il n'est pas transmissible; pour acquérir la faculté de contagionner, il faut qu'il subisse hors de l'organisme qui l'a fourni une métamorphose. Nous aurons bientôt l'occasion de revenir plus longuement sur ce point ; si nous le signalons ici, c'est pour constater que, dans ces cas encore, c'est dans l'organisme humain que se multiplie l'agent infectieux, bien qu'il n'y acquière pas son complet développement.

VIII. — IMMUNITÉ RÉSULTANT D'UNE PREMIÈRE ATTEINTE

Il est enfin un caractère qui appartient à un certain nombre seulement de maladies infectieuses, mais qui, en tous cas, ne se rencontre dans aucune autre classe de maladies : c'est l'immunité qui résulte d'une première atteinte. Ici encore bornons-nous à constater les faits. Les fièvres éruptives récidivent très rarement ; cette sorte d'immunité est à peu près absolue pour la variole et la scarlatine, elle est moins complète pour la rougeole. Une première atteinte de typhus exanthématique diminue également la réceptivité ; j'en dirai autant du choléra, de la fièvre jaune, de la fièvre typhoïde, en exceptant cependant pour cette dernière les récidives qui se

produisent fréquemment pendant la convales-
cence. La peste aussi récidivait rarement et
presque toujours la seconde atteinte, quand elle
se produisait, était une forme légère, incomplète,
atténuée. La coqueluche et la syphilis donnent
également une immunité à peu près absolue. Si
l'on excepte les zoonoses qui tuent presque toujours, les affections septiques et certaines affections contagieuses locales, la blennorrhagie, le
chancre mou, l'ophthalmie purulente, l'érysipèle,
la dysenterie, qui peuvent se rencontrer un
nombre indéfini de fois, on ne trouve de récidives fréquentes que dans le typhus récurrent,
pour lequel il arrive souvent qu'un individu soit
atteint deux et même trois fois (Christison) dans
l'espace de quelques mois, et dans la dysenterie. Les fièvres palustres présentent même un
caractère tout opposé en ce sens qu'une première atteinte prédispose à des atteintes nouvelles.

Ajoutons encore ce fait, unique dans l'histoire des maladies infectieuses, que la variole
et la vaccine se donnent l'une vis-à-vis de l'autre l'immunité.

Peut-être certains faits d'acclimatement s'ex-
pliqueraient-ils en admettant une première at-

teinte légère, fugace et à peu près imperceptible pour le malade, mais conférant l'immunité pour une seconde atteinte, et l'immunité congénitale de certains sujets trouverait-elle son explication dans une imprégnation intra-utérine par l'agent infectieux qui aurait agi sur la mère pendant la grossesse?

C'est sur cette immunité qu'est basée la pratique de la vaccination, qu'était basée autrefois l'inoculation variolique, pratique par laquelle on donnait la maladie virulente elle-même, mais dans des conditions où l'on pouvait espérer la voir se développer sans gravité sur la personne inoculée. C'est sur ces faits qu'est basée encore la pratique des vétérinaires pour la péripneumonie contagieuse ; c'est encore cette idée qui amena la découverte de l'atténuation des virus et les recherches si importantes de Toussaint, Pasteur, Roux et Chamberland, Chauveau, sur le vaccin du charbon, de Pasteur, sur le vaccin du choléra des poules, de Pasteur et Thuillier, sur celui du rouget des porcs, d'Arloing, Cornevin et Thomas, sur le charbon symptomatique, enfin de Pasteur sur la rage. Les résultats obtenus dans cette voie nous promettent encore de nouveaux succès.

A part la vaccine et la variole, les maladies zymotiques ne s'excluent pas en général l'une l'autre; les maladies non infectieuses créent pour elles un terrain le plus souvent indifférent, quelquefois favorable ou défavorable. Parmi les maladies qui nous occupent, il n'y a guère que la fièvre typhoïde qui semble exiger pour son développement un terrain vierge et contre laquelle les maladies aiguës ou chroniques autres que les maladies infectieuses donnent une certaine immunité. Si la syphilis, les fièvres éruptives peuvent se rencontrer avec la fièvre typhoïde, celle-ci ne s'allie que bien rarement avec la maladie de Bright, la tuberculose, les maladies chroniques du foie ou du système nerveux. D'autres affections, telles que le typhus pétéchial, le choléra, la fièvre intermittente, semblent plutôt favorisées par des maladies antérieures ou concomitantes. Cependant nous ne possédons encore sur ces points d'autres données que des faits d'observation sans lien, sans règle générale.

IX. — DÉVELOPPEMENT SPORADIQUE, ÉPIDÉMIQUE, ENDÉMIQUE, DES MALADIES INFECTIEUSES

Jusqu'ici nous n'avons considéré les maladies zymotiques que chez l'individu qu'elles ont atteint. Quand elles n'affectent que certains individus isolément, en diverses localités, elles sont dites *sporadiques*. Quand, à certains moments, la même cause infectieuse frappe en même temps un grand nombre d'individus d'une même contrée, elle constitue une *épidémie* qui peut rester localisée ou envahir tout un pays, donner lieu à une *pandémie*. Quand elle règne habituellement dans un endroit donné, on l'appelle *endémie*. Nous ne nous arrêterons pas longuement sur les limites qu'il faut donner aux termes *endémie* et *épidémie*.

Certains auteurs n'admettent l'endémie ou l'épidémie que pour les maladies infectieuses; d'autres, avec plus de raison peut-être, pensent avec le professeur Bernheim (*loc. cit.*) que l'idée d'endémie ou d'épidémie n'implique pas nécessairement l'idée d'infection ; ils appliquent volontiers ces termes à tous les cas où une même cause, qu'elle appartienne aux circumfusa, ingesta, percepta, etc., a agi à la fois sur un grand nombre d'individus, et il ne leur répugne pas de parler d'épidémies de bronchite, d'entérite, d'ergotisme, de folie hystérique, etc. Pour eux, « le mot épidémie ne préjuge pas la cause de la maladie, il n'implique qu'un fait d'observation : maladie régnant chez un grand nombre d'individus à la fois parce que la même cause a agi sur tous. »

Cependant, quand il s'applique aux maladies infectieuses, le terme *épidémie* revêt des caractères tout spéciaux ; il semble que l'on assiste à une véritable évolution, et l'on peut presque toujours y reconnaître une période de développement, une période d'acmée et une période de décroissance, qui ne sont jamais aussi tranchées dans les épidémies de cause non infectieuse.

Certaines maladies zymotiques ne donnent lieu qu'à des cas sporadiques : ce sont celles dont l'agent infectieux consiste en un virus fixe transmissible directement d'individu à individu, mais non susceptible de se propager par voie immédiate. La vaccine, la syphilis, la blennorrhagie, la rage sont de ce nombre. D'autres, liées au sol où elles prennent naissance, sont endémiques, comme les fièvres paludéennes. D'autres, dont les contages volatils sont susceptibles de conserver leur vitalité dans le milieu extérieur, air ou eau, peuvent être endémiques et épidémiques ; la plupart des maladies infectieuses rentrent dans ce groupe.

Bornons-nous à ces quelques indications en renvoyant, pour les nombreuses et importantes considérations relatives à ces vastes sujets, aux articles spéciaux que le professeur P. Lorain leur a consacrés dans le *Dictionnaire de médecine et de chirurgie pratiques* (1).

C'est sans doute cette faculté de beaucoup de maladies infectieuses de régner à l'état endémique ou épidémique, de décimer des peuples entiers, de ravager tout un pays, de constituer au plus haut degré des *maladies populaires* (*Volskskrankheiten*), qui a fait de la connais-

(1) Tome XIII, Art. ENDÉMIE, p. 200-233 ; Art. ÉPIDÉMIE p. 533-580.

sance des causes et de l'origine de ces maladies une des préoccupations les plus constantes et les plus graves de la médecine de tous les siècles.

CHAPITRE III

ÉTIOLOGIE

I. — NATURE DE L'AGENT INFECTIEUX

De tout temps, les médecins avaient imaginé une foule d'hypothèses, les unes plus invraisemblables que les autres, pour expliquer l'origine et la nature de ces maladies. Les plus réservés parlaient de κατάστασις λοιμική, de *constitutio pestilens, endemica seu epidemica,* de *genius epidemicus,* se bornant ainsi à constater un fait sans en rechercher la cause. D'autres, plus hardis, mais non plus heureux, songèrent à l'intervention des astres, de la lune et du soleil, à la course des comètes ; c'était le temps où l'astrologie se flattait de pénétrer des mystères que l'observation médicale était impuissante à comprendre. Il en est qui cherchèrent la cause des maladies populaires dans quelque altération immatérielle ou dynamique de l'air produite sous l'influence de perturbations violentes du globe par des tremblements de terre, des éruptions volcaniques, des inondations survenues quelquefois dans des contrées très éloignées de celles où sévissait la maladie ; d'autres invoquaient certaines modifications atmosphériques par ce que l'on appelait l'alcali, le soufre et le sel, dans le langage du xvᵉ siècle, ou accordaient la plus grande part à l'influence des saisons, des variations de température, des troubles de l'alimentation. Hippocrate déjà attribuait aux vents une importance considérable dans le développement des épidémies et (1), depuis la peste d'Athènes, l'idée populaire d'un empoisonnement de l'eau des puits s'est perpétuée jusqu'à nos jours. Il y avait là déjà une vue plus juste et plus en rapport avec les données de l'observation : aujourd'hui encore nous admettons que c'est par une eau impure que se transmettent bien des maladies, la fièvre typhoïde, par exemple ; mais, si l'influence de cette cause comme agent d'aggravation ou de

(1) Hippocrate, *Œuvres*, trad. Littré.

propagation de certaines maladies est, de par
l'expérience, hors de toute contestation, son influence génératrice est plus que douteuse. Plus
récemment c'est à l'électricité atmosphérique et,
depuis la découverte de Schœnbein, aux variations de l'ozone, que l'on s'est adressé : mais
là encore, s'il est vrai que dans un certain nombre de faits le maximum d'intensité et de mor-
talité d'une maladie épidémique, du choléra,
par exemple, a pu correspondre à un maximum
de l'échelle ozonométrique, il est bien certain
aussi que ces modifications, quelle que puisse
être d'ailleurs leur influence sur la marche, la
durée ou l'intensité d'une épidémie, sont impuis-
santes à la produire.

Je ne m'arrêterai pas plus longtemps à ces
diverses doctrines, renvoyant encore pour cette
partie historique aux excellents articles du *Dictionnaire de médecine et de chirurgie pratiques :* ENDÉMIE et ÉPIDÉMIE, de P. Lorain (1),
et CONSTITUTIONS MÉDICALES, de Bernutz (2).

Parmi toutes ces hypothèses, il en est deux
plus hardies, plus extraordinaires que toutes les
autres, qui, après des fortunes diverses, sem-

(1) Tome XIII, *loc. cit.*
(2) Tome IX, p. 164-210.

blent se disputer actuellement la faveur du public médical.

La première est celle du *contagium vivum seu animatum*, celle qui considère les agents des maladies infectieuses comme des êtres vivants, des organismes inférieurs.

Cette doctrine, dit Liebermeister (*loc. cit.*), se trouve déjà ébauchée dans les écrivains de l'antiquité. Varro et Columella, dans leur traité *de Re rusticâ*, considéraient déjà certaines fièvres palustres comme produites par des organismes inférieurs pénétrant . dans le corps ; et avant la découverte des infusoires on avait plus d'une fois attribué la peste à de petits animalcules répandus dans l'air. Mais ce fut surtout après la découverte des infusoires par Lœuwenhoeck et plus particulièrement après sa découverte des spermatozoaires en 1677, qui furent longtemps considérés comme des animalcules, quand ainsi parut démontrée l'existence d'organismes vivants dans le corps des animaux et de l'homme, que l'idée d'après laquelle les maladies épidémiques étaient dues à des animalcules gagna du terrain. De grands esprits, A. Kircher, Lancisi, Vallisneri, Réaumur, Linné, furent d'ardents propagateurs de cette doctrine.

Mais les auteurs les plus remarquables n'arrivèrent qu'à une conception très grossière, quelques-uns même se perdirent dans les divagations les plus étranges. Un écrivain du xviie siècle ne proposait-il pas sérieusement de pourchasser en temps d'épidémies, par des bruits effrayants, au son de la trompette et du canon, les animalcules qui les produisent et qu'il comparait à des sauterelles voltigeant dans l'air ! D'autres allèrent même jusqu'à décrire ces animalcules, sorte de moucherons aux becs crochus et aux griffes acérées, les classèrent suivant le genre de maladie à laquelle ils donnent naissance, les dénommèrent et les dessinèrent. On comprend que des élucubrations aussi fantaisistes finirent par jeter le ridicule sur toute la théorie.

A une époque plus récente, la doctrine du *contagium vivum* a été reprise, mais encore avec peu de succès d'abord. Les premiers observateurs qui prétendirent avoir découvert dans chaque maladie l'organisme vivant qui la produit furent bientôt convaincus de s'être laissés aller à des assertions hasardeuses et prématurées, et les organismes animaux ou végétaux qu'ils avaient décrits comme spécifiques de la

variole, du charbon, etc., furent reconnus n'être
que les organismes qu'on trouve toujours dans
les corps en putréfaction. Les hommes les plus
sérieux se firent un devoir de renoncer à ces recherches fantaisistes et, vers le milieu de notre
siècle, la réprobation qui s'attachait à cette doctrine était devenue à peu près universelle ; elle
fut abandonnée comme une pure élucubration
de l'esprit sans base scientifique sérieuse. Henle,
qui en 1840 avait embrassé résolument la doctrine du contagium vivum et l'avait défendue
avec une grande vigueur de logique, la souleva
encore en 1853 et la développa avec la même
conviction ; quelques années après un revire-
ment se fit dans l'opinion ; de nouvelles recherches sur le développement, la propagation et la
signification des organismes inférieurs, des données plus précises sur l'évolution des maladies
et surtout des découvertes positives et indéniables ramenèrent l'attention du monde médical sur cette doctrine naguère si dénigrée. La
découverte du trichophyton présidant au développement de la teigne tondante (1), de l'acho-

____

(1) *Nouveau Dictionnaire de médecine et de chirurgie
pratiques*, art. PARASITES (végétaux), t. XXVI, p. 164. —
Hardy, *Traité pratique des maladies de la peau*. Paris, 1886.

rion Schœnleinii dans le favus (1), du microsporon furfur dans le pityriasis versicolor, de
l'oïdium albicans dans le muguet (2), venait de
donner un appoint considérable à l'idée d'un
contagium vivum comme cause des maladies
infectieuses.

Cependant à cette théorie s'en opposait une
autre qui rapprochait les maladies infectieuses
des phénomènes de la fermentation. C'est Fréd.
Hofmann qui (3) émit le premier cette idée des
ferments morbifiques devenant agents de contagion et reproduisant tout ce que nous appe-
lons aujourd'hui maladies endémiques, épidémiques, miasmatiques, infectieuses. Elle fut
reprise depuis par Pariset, Dumas, Monne-
ret, etc. Pour eux, la cause de ces maladies serait
dans des matières organiques mobiles à l'état de
décomposition qui, arrivées dans le corps à travers la peau, le poumon et l'estomac, auraient
la faculté d'y développer le même processus de
destruction dont elles avaient été elles-mêmes
atteintes. Comme un peu de levure suffit à faire
lever un bloc tout entier, ainsi un peu de matière

(1) Art. Favus, t. XIV, p. 538.
(2) Art. Épidémie, tome XIII, p. 569.
(3) *Système de médecine raisonnée.*

pourrie peut, en arrivant dans le corps, y propager indéfiniment sa propre corruption.

Tel était le fond de la doctrine zymotique, quand en 1836 une découverte inattendue vint mettre d'accord les deux opinions. Reprenant une observation déjà faite en 1680 par Lœuwenhoek, puis en 1825 par Desmazières, mais restée stérile jusque-là, plusieurs observateurs, Cagniard-Latour en France, Kutzing et Schwann en Allemagne, soumettant la levure à l'examen microscopique, conclurent qu'elle consiste en globules d'aspect organisé. Cagniard-Latour (1) eut le mérite de caractériser nettement ces globules comme des êtres vivants « susceptibles de se nourrir, de croître, de se reproduire par bourgeonnement et n'agissant probablement sur le sucre que par quelque effet de leur végétation. » Ces résultats furent confirmés par les expériences de Helmholtz, de Ure et surtout de Pasteur, qui les appliqua aux autres modes de fermentation ; la doctrine fit son chemin, malgré les attaques dont elle fut l'objet de la part des chimistes qui, influencés sans doute par la grande autorité de Gay-Lussac, refusaient à la levure le

(1) *Mémoire sur la fermentation vineuse.* (*Annales de chimie et de physique*, 1838.)

rôle important qu'on cherchait à lui attribuer et admettaient que, si la levure de bière produit la fermentation, c'est, non par suite de son bourgeonnement et de sa vie, mais par suite de la décomposition qu'elle subit. Une expérience de Pasteur réduisit à néant cette objection : il réussit en effet à provoquer la fermentation complète d'un liquide sucré où il n'ajoute que des matières minérales et une trace de levure ; et cette levure, au lieu de se détruire et de se décomposer comme le veut la théorie chimique appuyée par Liebig, bourgeonne, se développe, augmente de poids, de telle sorte qu'on en retrouve à la fin vingt ou trente fois plus qu'on n'en a semé. La fermentation alcoolique, loin d'être corrélative de la décomposition et de la mort de la levure, est donc au contraire corrélative de son développement et de sa vie. Pasteur venait d'ailleurs de découvrir dans la fermentation lactique un petit végétal cellulaire plus petit que la levure, dans la fermentation butyrique un vibrion, etc., et démontrait d'une façon évidente la spécificité de ces divers organismes-ferments.

Une fois la fermentation rattachée à la vie organique, dire que les maladies infectieuses sont dues à un ferment, ou dire qu'elles sont produites par des corps organisés et vivants qui introduits dans le corps s'y reproduisent et par leur évolution font la maladie, c'était exprimer à peu près la même pensée, c'était identifier la doctrine de la fermentation avec celle du contagium vivum.

Mais encore fallait-il découvrir pour chaque maladie infectieuse l'organisme qui, agissant à la manière d'un ferment, produit dans l'économie la série de modifications qui aboutit à la maladie. Problème difficile et délicat qui fut abordé résolument de toutes parts : ainsi s'éleva une science nouvelle, la bactériologie, dont nous avons déjà étudié la naissance, l'évolution, les progrès et les résultats (Voy. p. 70).

Rappelons seulement ici que l'observation de Cagniard-Latour fut le point de départ d'une série de recherches en pathologie. Après la découverte par Davaine et Rayer des bactéridies charbonneuses, découverte qui fut établie d'une façon indiscutable par le génie de Pasteur, à côté des résultats obtenus par notre illustre compatriote dans l'étude des maladies des vers à soie, se placent les recherches de Davaine, de Coze et Feltz, de Billroth, sur la septicémie; celles de Recklinghausen, d'Orth, de Klebs,

de Birch-Hirschfeld, sur la pyémie ; de Letzerich, de Klebs, d'Eberth, de Gaffky, sur la fièvre
typhoïde ; de Hueter, de Nepveu, d'Ort, de
Lukomsky, de Fehleisen, sur l'érysipèle ; de
Chauveau, de Weigert, de Cornil et Babès, sur
la vaccine et la variole ; d'Obermeier sur les
spirochaetes de la fièvre récurrente ; de Hansen,
de Neiser, de Cornil et Babès, sur la lèpre ; de
Thommasi-Crudeli, de Klebs, de Marchiafava
et Celli, de Laveran, sur les fièvres palustres ;
celles de Klein, Pasteur et Thulier, sur le rouget
du porc ; de Neisser, de Weiss, sur la blennorrhagie ; de Koch sur la tuberculose et le choléra ;
de Schutz et Loeffler, de Bouchard, Capitan et
Charrin, sur la morve ; de Klebs, de Friedlaender, de Talamon, de Gram, d'Artigalas,
sur la pneumonie ; les travaux si importants de
Naegeli, Brefeld, Cohn, Büchner, Zopf, Flügge,
sur les micro-organismes en général ; ceux de
Koch et de Pasteur sur les méthodes de culture,
l'important ouvrage de Cornil et Babès sur les
bactéries et leur rôle dans l'anatomie et
l'histologie pathologiques des maladies infectieuses, etc., etc.

Sans doute parmi les découvertes qui venaient
de toutes parts accroître le champ de la science

nouvelle il y en eut de prématurées, bien des
résultats soi-disant acquis ont été controuvés,
bien des données actuellement en faveur seront
peut-être remplacées par des données nouvelles·
Il y a encore beaucoup à revoir, beaucoup à
faire : je n'en veux pour preuve que l'étude des
fièvres éruptives qui semblent de prime abord
les plus nettement, les plus sûrement infectieuses, et sur l'étiologie desquelles nous ne savons encore que bien peu de chose. Si la théorie
bactérienne a trouvé des adeptes trop enthousiastes qui ont plutôt nui à la doctrine qu'ils ne
l'ont servie ; si elle ne manque aujourd'hui encore ni de détracteurs, ni d'adversaires, ni d'in-
crédules, il y a cependant un grand nombre de
résultats définitivement acquis ; entre les hyper-
bactériens et les hypobactériens, comme les appelait récemment M. Pécholier, « il existe un
terrain véritablement scientifique qui tend à
s'agrandir tous les jours, et déjà il n'est plus de
médecin pour nier l'existence et l'influence pathogénique du bacillus anthracis dans le charbon, du spirochaete d'Obermeier dans le typhus
récurrent, » j'ajouterai même du bacille de Koch
dans la tuberculose pulmonaire, etc., etc.

Mais avant d'aller plus loin il est peut-être

utile de répondre à quelques-unes des objections les plus importantes faites à la doctrine du contage animé.

On peut se demander s'il est bien nécessaire de se représenter les agents infectieux comme des organismes indépendants et si la doctrine du contagium vivum ne persiste pas tout entière, en admettant que ces agents sont des éléments cellulaires ou quasi-cellulaires qui ne sont que relativement indépendants, qui appartiennent véritablement à l'organisme malade, mais sont doués de propriétés spécifiques, sont transmissibles à un autre organisme et s'y reproduisent en gardant leurs propriétés spécifiques (microzymas de Béchamp). Cette hypothèse, plus compliquée que celle du contagium vivum telle que nous l'avons étudiée, pourrait à la rigueur se soutenir pour certaines maladies directement contagieuses. Elle est déjà plus faible quand il s'agit de l'appliquer à des maladies dont les contages peuvent séjourner quelque temps hors de l'organisme humain sans perdre leurs propriétés infectieuses ; mais on ne comprendrait plus, pour certaines maladies dans lesquelles l'agent infectieux se reproduit normalement hors du corps, comment un élément appartenant à l'organisme malade pourrait, après avoir quitté cet organisme, se reproduire et se multiplier.

Une autre objection qui avait été faite moins peut-être à l'existence qu'à la spécificité des organismes microscopiques découverts comme causes des maladies infectieuses est basée sur l'analogie des formes que présentent nombre de ces organismes inférieurs. Certains auteurs ont voulu les réduire à deux espèces : les organismes pathogènes et les organismes non pathogènes. Sans compter qu'il est des progrès réalisés dans cette voie par les· procédés nouveaux de coloration et de culture dont nous avons donné un rapide aperçu dans la première partie de ce livre, il est bien certain que ces organismes inférieurs se distinguent assez par leurs effets. D'ailleurs, malgré les appareils les plus perfectionnés, nous voyons si peu de chose dans les bactéries et les micrococcus, qu'il ne faut pas nous étonner si des détails de structure intime peuvent nous échapper. Parmi les végétaux supérieurs ne voyons-nous pas également des plantes en apparence identiques, les diverses sortes d'amandiers (Cohn), le persil et la ciguë (Virchow), présenter dans leurs effets sur l'économie les différences les plus tranchées?

Enfin, tout en admettant l'existence d'organismes distincts dans chaque maladie infectieuse, on s'est demandé si ces agents sont véritablement la cause de la maladie ou s'ils n'en sont que l'effet ; s'ils jouent dans le processus morbide le rôle principal ou s'ils ne constituent qu'un symptôme secondaire, une lésion accessoire. Ceci nous ramène à la question de l'origine des agents infectieux et à la doctrine de la spontanéité des maladies infectieuses.

II. — ORIGINE DES AGENTS INFECTIEUX

Il y a une quarantaine d'années à peine, les maîtres les plus autorisés admettaient encore que les parasites ordinaires peuvent, sinon toujours, du moins dans certains cas, naître par génération spontanée. On admettait plusieurs espèces d'helminthiases, une phthiriase, une gale autochthones, dans lesquelles se développait plus tard par génération spontanée un parasite, quelque chose d'accidentel, symptôme plutôt qu'essence même de la maladie. Il a fallu quelques observations précises pour que cette doctrine, qui avait eu longtemps cours dans la science, fût démontrée non-seulement insoutenable, mais complètement absurde.

Il n'y a pas bien longtemps, on admettait de

même que certaines conditions climatologiques, telluriques ou autres, peuvent amener la production spontanée des maladies infectieuses. Sans remonter à l'histoire de la peste d'Athènes que Diodore de Sicile attribuait à l'altération de l'eau par suite d'un trop grand concours de peuple et de l'encombrement qui en résultait, que n'a-t-on pas dit de l'influence qu'exercent les conditions multiples qui constituent la misère physiologique ou la misère sociale! On a rapporté longtemps l'apparition de la syphilis au mélange et à la concentration des éléments immoraux des divers peuples, à des rapports bestiaux ou sodomiques. On attribuait la peste aux exhalaisons de cadavres mal enterrés, la fièvre jaune à l'eau corrompue de la cale des navires ou à l'encombrement dans les bagnes. C'était encore l'encombrement et la famine qui produisaient le typhus exanthématique et la fièvre récurrente ; une alimentation corrompue ou l'usage de fruits non mûrs donnaient naissance au choléra et la fièvre typhoïde résultait, disait-on, des émanations d'excréments putréfiés.

Une observation plus rigoureuse des faits a eu justice de ces hypothèses et, si l'on ne nie plus le rôle de ces diverses causes dans la propagation de ces maladies, on leur refuse absolument le pouvoir de les produire. On a vu que les exhalaisons infectes des cadavres putréfiés dans les champs d'Inkermann n'amenaient pas la peste, et qu'à moins d'importation le typhus ne se développait jamais dans une ville assiégée malgré la famine, l'encombrement, les tristesses morales qui torturaient les habitants. On a étudié le développement et la marche des épidémies et l'on a vu que le choléra ne s'est jamais développé spontanément en Europe ; qu'il a toujours été importé de l'Inde ; que l'usage régulier des quarantaines, en empêchant l'introduction de la peste, a supprimé cette maladie en Europe ; on a vu que les côtes de l'Atlantique sont le berceau de la fièvre jaune, l'Irlande celui du typhus pétéchial, et que c'est toujours de ces pays où elles sont endémiques que ces maladies sont parties pour produire les épidémies. C'est là ce qui donne un si grand intérêt prophylactique à la connaissance exacte de la géographie médicale. De même, étudiant l'histoire des maladies contagieuses, on a reconnu que la variole ne s'est montrée en Allemagne qu'en 1493 venant de la Hollande, qu'elle passa au moment de la découverte de Christophe Colomb en Amérique où elle était inconnue jusque-là, décima Mexico en 1527 et se répandit de là dans toute l'Amérique. On a pu suivre la marche envahissante de la scarlatine se montrant pour la première fois en Irlande en 1827, dans le Groënland en 1847, progressant si lentement dans le Nouveau-Continent, qu'après s'être montrée dans les pays du nord dès 1735 elle n'arriva dans l'Amérique du Sud qu'en 1829. La scarlatine était inconnue jusqu'au milieu de notre siècle dans les Indes Occidentales et en Australie où la rougeole n'a pas encore paru. Et pour cette dernière maladie faut-il citer le fait si connu rapporté par Panum ? Depuis 1783, on n'avait observé aucun cas de rougeole dans les îles Feroë ; en 1846 un marin qui en était atteint y causa une épidémie telle que, sur 7782 habitants, 1500 à peine échappèrent, et encore parce qu'ils habitaient des îles éloignées de celles où sévissait la maladie ; seuls les vieillards qui avaient été atteints pendant l'épidémie de 1781 échappèrent à la maladie (Panum, 1847). Jamais on n'a vu la syphilis, la peste, le choléra, la fièvre jaune, la fièvre typhoïde, naître d'une façon autochthone, et depuis qu'on a pris l'habitude de scruter d'une façon plus minutieuse les voies de propagation et le mode d'origine des maladies infectieuses, la théorie de la génération spontanée naguère encore si florissante perd chaque jour plus de terrain.

On s'est dit : Pourquoi les agents infectieux qui, une fois du moins, ont dû naître spontanément, ne se montreraient-ils plus de même dans des conditions identiques ? Mais alors ne pourrait-on pas faire la même question pour d'autres êtres, pour les végétaux, pour les animaux, pour l'homme même ? Toute chose, tout germe, tout être vivant a eu un commencement, mais aujourd'hui on ne voit plus que reproduction, transformation, accommodation des organismes, jamais de développement autochthone ; toute cellule vient d'une cellule, tout protoplasma dérive d'un protoplasma, jamais un germe ne se produit par génération spontanée.

Et cependant, tout en soutenant d'une façon générale la thèse de la reproduction des agents infectieux, il ne s'ensuit pas que de nouvelles maladies ne puissent se montrer de nos jours et que d'autres qui, pendant des années et des siècles, avaient complètement disparu, ne puissent faire de nouvelles apparitions. On peut supposer que des organismes inférieurs qui végètent et se multiplient d'habitude hors de l'organisme humain sur des produits de décomposition végétaux ou animaux puissent, dans certaines conditions, se transplanter sur l'homme, y trouver un terrain favorable à leur développement et devenir ainsi la cause spécifique d'une maladie infectieuse et transmissible. Cette hypothèse n'est pas contraire à certains faits d'observations ; pareille chose se passe bien pour les zoonoses ; un poison d'ordinaire animal peut passer sur l'homme et s'y transmettre : tel l'agent de la rage, de la morve, etc., et. comme nous le verrons plus loin, nous l'admettons pour un certain nombre de maladies actuellement existantes.

La reproduction, la multiplication des agents infectieux peut ne se faire que dans l'organisme humain (*origine entogène des contages*) ; elle peut se faire dans l'organisme animal et dans l'organisme humain (*zoocontages*) ; elle peut se faire soit au dehors, soit en dedans de l'économie (*origine entogène ou ectogène des agents septiques*) ; elle peut ne se faire que dans le monde extérieur (*origine ectogène des miasmes*) ; quelquefois enfin le mode de reproduction est plus compliqué (*amphigène*) en ce sens que les agents infectieux se reproduisent bien dans l'organisme, mais qu'ils n'acquièrent qu'en dehors leur complet développement (Samuel, *loc. cit.*).

III. — ORIGINE ANTHROPOGÈNE DES CONTAGES

Dans un certain nombre de maladies, et à un certain moment de l'évolution morbide, l'agent infectieux, ainsi que nous l'avons vu plus haut, quitte l'organisme en état de complet développement : ainsi dans la scarlatine, la rougeole, la variole, le typhus exanthématique, la syphilis, etc. Si à ce moment il atteint un autre organisme en état de réceptivité, il peut immédiatement s'y multiplier et donner naissance à la même maladie. Mais il peut aussi se conserver plus ou moins longtemps dans le milieu extérieur sans perdre pour cela ses propriétés contagieuses. Il peut rester en suspension dans l'air et être quelquefois transporté ainsi à de fortes distances. Peut-il se conserver dans l'eau? C'est là une question encore peu étudiée et dont la solution cependant aurait une importance considérable. Chauveau (1) a montré par un certain nombre d'expériences que du vaccin (ainsi que de la lymphe variolique ou du pus morveux) peut être dilué au 15ᵉ sans perdre de sa puissance. En augmentant la dilution jusqu'au 50ᵉ, il obtint autant de résultats positifs que de résultats négatifs, mais il arriva encore à réussir même avec une dilution au 150ᵉ. Dans tous les cas, les pustules vaccinales étaient identiques à celles obtenues avec du vaccin pur, ce qui, disons-le en passant, prouve bien qu'il s'agit là d'un élément figuré qui peut ne pas se rencontrer dans la partie du liquide que l'on inocule, mais qui, s'il est inoculé, agit comme s'il était seul et n'a perdu aucune de ses propriétés primitives. Dans les recherches de Koch (2), des spores charbonneuses ont pu être conservées pendant trois semaines dans un vase rempli d'eau de source, puis inoculées avec succès. L'expérience a démontré d'ailleurs que les spores ont en général une résistance, une ténacité plus grande que les organismes complète-

(1) *Comptes rendus Acad. Sc.*, 1868.
(2) *Cohn's Beitraege zur Biologie der Pflanzen, II.*

ment développés. Nous avons vu que les contages peuvent rester adhérents à des objets
inanimés qui ont été en rapport plus ou moins
intime avec le malade. Le contage de la rougeole a pu ainsi être transporté par des sujets
réfractaires à une distance de quatre milles par
un vent impétueux et une pluie battante
(Panum); celui de la scarlatine a résisté à un
voyage de sept à dix heures (Thomas).

Pour pénétrer dans un organisme sain, il
faut, pour un certain nombre de contages, qu'ils
trouvent une porte d'entrée, une plaie, une place
dépouillée d'épithélium ou d'épiderme : tels les
contages des affections septiques, de la fièvre
puerpérale, de la syphilis, de la rage, de la vaccine. D'autres peuvent traverser une muqueuse
saine ; il en est bien peu qui puissent traverser un
épiderme intact, et les faits de ce dernier genre
de pénétration pour la morve et la variole sont
loin d'entraîner une absolue conviction. Mais,
si les agents infectieux ne peuvent pas traverser
la couche épaisse de l'épiderme, ils peuvent
pour la plupart pénétrer à travers la mince
couche épithéliale des muqueuses. Pour la contagion de la rougeole, de la scarlatine, de la
variole, du typhus, il suffit que l'agent infectieux

arrive au contact d'une muqueuse, et sa pénétration sera d'autant plus facile que l'épithélium sera plus délicat, ce qui explique peut-être jusqu'à un certain point la prédisposition plus grande du jeune âge à ces maladies. Pour la plupart des maladies essentiellement contagieuses, il semble que la muqueuse respiratoire soit la porte d'entrée habituelle de l'agent infectieux ; c'est sur la conjonctive que se dépose et agit l'agent de l'ophthalmie purulente et quelquefois de la diphthérie ; la muqueuse du tube digestif semble jouer un rôle moins important, tandis qu'elle sert sans doute de voie d'absorption pour la fièvre typhoïde, le choléra, etc.

Pour la plupart des maladies contagieuses, les conditions du milieu extérieur n'ont qu'une influence tout à fait insignifiante : les fièvres exanthématiques, la syphilis, etc., par exemple ; mais il en est qui, pour se propager, exigent l'intervention de certaines influences telluriques, atmosphériques ou autres peu connues ; sans elles la maladie ne se propage que difficilement ; tels le typhus exanthématique, l'ophthalmie purulente, pour lesquels l'encombrement est si nécessaire, qu'il suffit d'ordinaire de disperser les malades pour faire cesser une épidémie, la méningite cérébro-spinale épidémique (froid), etc.

Quel que soit le véhicule dont il se serve, quelle que soit sa voie d'absorption, ce qui caractérise essentiellement le contage, c'est que dans son trajet de l'organisme malade à l'organisme à infecter il ne subit aucune évolution, il ne passe par aucune nouvelle phase de développement, il arrive à l'organisme sain dans le même état qu'il a quitté l'organisme dont il provient.

—Schmitt.

IV. — ORIGINE ENTO ET ZOOGÈNE
DES ZOOCONTAGES

Dans le premier groupe de maladies que nous avons étudiées, l'agent infectieux ne se propage que d'homme à homme, ou du moins il trouve dans l'économie humaine toutes les conditions nécessaires à son origine et à son développement. Dans les zoonoses (rage, morve, charbon), l'agent infectieux ne vient pas de l'homme : il n'a pas eu dans l'économie humaine son origine première, et il ne s'y reproduit que dans des limites si restreintes qu'il disparaîtrait avec les maladies auxquelles il donne naissance, s'il ne pouvait compter que sur sa transmission d'homme à homme. Contagieux pour les diverses espèces animales, ces agents infectieux des zoonoses sont encore contagieux dans l'espèce humaine, mais ils s'accommodent mal du terrain humain, qui est pour eux un sol défavorable à leur reproduction et à leur multiplication. Il n'est pas établi que la rage puisse se communiquer d'homme à homme; pour la morve et le charbon, si la transmission de l'homme à l'homme a déjà fait plus d'une victime, les cas de cette espèce sont incontestablement très rares. Reste à se demander quelle est l'origine du virus rabique dans l'espèce canine, de l'agent morveux dans d'autres espèces animales. La doctrine de la spontanéité des zoonoses a été défendue par des hommes de grande valeur, mais là encore la théorie de la contagion est la plus satisfaisante et la plus généralement admise (1).

(1) Voy. *Nouveau Dictionnaire de médecine et de chirurgie pratiques*, art. RAGE, par A. Doléris, t. XXX, p. 421 et suiv.

V. — ORIGINE ENTO-ET ECTOGÈNE DES AGENTS SEPTIQUES

Les affections septiques, les premières étudiées cependant au point de vue expérimental, sont peut-être, parmi les maladies infectieuses, celles qui présentent les problèmes les plus difficiles, les questions les plus ardues à résoudre. Nous avons déjà signalé précédemment (*Voy*. p. 107 et suiv.) quelques détails qui s'y rapportent. Au point de vue du sujet qui nous occupe, voici les données sur lesquelles on est à peu près fixé. Les agents infectieux de ce groupe (pyémie, septicémie, érysipèle, gangrène, infections puerpérales) peuvent vivre et se multiplier indéfiniment hors de l'économie humaine, sur des substances organiques mortes, animales ou végétales. Des recherches nombreuses ont démontré que, parmi les organismes de la putréfaction, il est certaines espèces qui, inoculées à certaines espèces animales, peuvent donner lieu à des états septicémiques divers : il est logique d'après cela d'admettre que, de même chez l'homme, certains organismes vivant et se multipliant d'ordinaire dans les substances organiques en décomposition puissent, quand ils trouvent accès dans l'économie à travers une plaie béante, s'y développer et s'y multiplier de façon à devenir ensuite contagieux d'homme à homme. Une expérience de Coze, Feltz et Davaine semble même prouver qu'une fois transplantés sur un individu vivant, ils augmentent de puissance à mesure qu'ils passent d'un individu à un autre. Après avoir pratiqué avec le sang d'un animal auquel ils avaient injecté des substances septiques des inoculations successives, ils ont vu qu'à la 25e série il suffisait d'une quantité infinitésimale de sang pour produire chez un autre sujet des accidents rapidement mortels. En est-il de même en pathologie humaine ? Pour se rendre compte de toutes les obscurités qui règnent encore sur cette question, il faut se reporter aux articles du *Nouveau dictionnaire de*

médecine et de chirurgie pratiques : PUERPÉRA-
LITÉ, par Stoltz (1), et SEPTICÉMIE, par A. Guérin (2).

(1) Tome XXX, pp. 87 et suiv.
(2) Tome XXXII, pp. 132 et suiv.

VI. — ORIGINE ECTOGÈNE DES MIASMES

Le type des maladies miasmatiques est la fièvre intermittente et ses différentes formes, l'infection paludéenne. Ici le poison morbide épuise ses effets sur l'individu qui l'a absorbé, il n'est pas régénéré par lui, il n'est pas transmissible. Un paludéen peut aussi peu transmettre la maladie dont il est atteint, qu'un rhumatisant, un goutteux peut transmettre la sienne ; le miasme paludéen donne la fièvre intermittente à ceux qu'il atteint, mais ceux-ci ne communiquent pas la maladie autour d'eux. C'est là la différence capitale qui sépare les maladies miasmatiques de toutes les autres maladies infectieuses.

Mais alors d'où vient le miasme? Ce qui a frappé tout d'abord ceux qui ont étudié l'étiologie de la maladie, c'est qu'elle est attachée au sol, qu'elle frappe presque en entier la population qui l'habite ou qui tente de s'y implanter. Elle se développe essentiellement au milieu des contrées marécageuses ; en Europe, la Grèce, l'Italie (marais Pontins, Maremme toscane), la Hollande, les bouches du Danube, la Sologne, la Bresse ; dans les autres parties du monde, l'Algérie et la basse Égypte, les Indes, l'isthme de Panama et les rives des grands fleuves de l'Amérique, en sont les contrées de prédilection. Toutefois les localités dépourvues de marécages en apparence, mais présentant en réalité des marais souterrains existant sous un sol sec, poreux, échauffé par les rayons d'un soleil ardent (oasis du Sahara), sont propres également à déterminer l'éclosion de la maladie. C'est au milieu des substances végétales en décomposition dans ce sol humide que se développe l'agent infectieux de la malaria. Il est plus actif après le coucher du soleil, après la pluie, pendant le brouillard, plus puissant au voisinage du sol qu'à une certaine hauteur, et il le devient surtout quand le sol a été creusé et mis à découvert ; le vent peut le transporter à une certaine distance, mais il retombe bien vite, et il n'est pas prouvé qu'il

puisse être emporté très loin ; l'extension quelquefois épidémique de la malaria dans les contrées qui en étaient complètement exemptes doit
s'expliquer plutôt par des modifications survenues dans la nappe d'eau souterraine (Pettenkofer). Un certain nombre de faits positifs
(Pöffig, Tschudi, Boudin, Heusinger, Jacquot)
démontrent que l'ingestion de l'eau des marais
peut quelquefois produire la maladie. Il est rare
que la maladie débute immédiatement après
l'absorption de la malaria, les accidents ne se
montrent d'ordinaire qu'après six à vingt jours,
soit une moyenne d'incubation de quinze jours.
Quant à ces longues incubations dont on a souvent parlé, qui ont demandé plusieurs mois, ce
sont des cas tout à fait exceptionnels et rares, et
l'on admet difficilement, avec Boudin, une incubation de dix-huit mois (Griesinger). Il est
certain que l'agent infectieux est le plus souvent
absorbé par les voies respiratoires, plus rarement par les voies digestives, que toutes les
influences débilitantes (maladies actuelles ou antérieures, faim, soif, insomnie, épuisement) y
prédisposent, qu'il n'admet aucune accoutumance, et au contraire détermine souvent une
cachexie chronique.

Quelques auteurs rangent également parmi les maladies purement miasmatiques la fièvre jaune, que d'habitude on fait entrer dans la catégorie suivante. La fièvre jaune (Griesinger) est une maladie des côtes occidentales des Indes et du continent américain; elle se développe sous l'influence d'une haute température longtemps prolongée; elle ne se montre jamais dans un pays entouré par la terre ferme; quand elle est importée dans des pays où elle n'est pas endémique, elle débute toujours par les villes du littoral et y reste d'ordinaire tout à fait limitée. L'agent infectieux né dans les contrées tropicales peut se multiplier et être transporté dans l'eau corrompue de la cale des navires, mais il ne se montre jamais que sur des vaisseaux qui ont pris la fièvre dans des lieux infectés; cependant des faits probants démontrent que la maladie peut se développer et donner lieu à de véritables épidémies chez des sujets qui n'ayant eu aucun rapport avec un navire infecté, ont pu prendre la maladie pour avoir été en relation avec un malade atteint. Un fait intéressant rapporté par Mélier (1) est tout particulièrement démonstratif.

(1) *Mém. Acad. de Méd.*, 1869.

VII. — ORIGINE COMBINÉE (AMPHIGÈNE)
DES MIASMES-CONTAGES

Pour toutes les maladies que nous avons étudiées jusqu'ici, nous avons pu nous rendre compte avec toute certitude de l'origine et du mode de développement des agents qui leur donnent naissance. Les contages humains et les zoocontages ne se produisent que dans l'organisme animal ; en quittant cet organisme, ils ont acquis tout leur développement et sont prêts à se reproduire sur un autre sujet; les miasmes viennent du sol ; arrivés dans le corps, ils y végètent quelque temps, puis se détruisent ; ils ne se transmettent jamais d'un individu à un autre ; les agents septiques, qu'ils viennent de l'air, de l'eau, de substances organiques en décomposition ou d'un individu vivant, peuvent se multiplier sur l'homme. Mais il est un grand nombre de maladies infectieuses : le choléra, la fièvre typhoïde, la fièvre jaune, peut-être la peste, etc., qui ne rentrent dans aucune des catégories précédentes. Elles ne se transmettent pas directement d'un individu à l'autre et ne sont donc pas contagieuses ; comme les miasmes, les agents qui leur donnent naissance viennent du sol, mais ils s'en distinguent en ce qu'ils n'existent dans le milieu extérieur que quand ils y ont été déversés par l'organisme humain. Prenons, avec Liebermeister, le choléra comme exemple : le choléra n'est pas directement contagieux de personne à personne, ceux qui entourent les malades ne sont pas plus souvent atteints que les autres pendant une épidémie. Les essais d'inoculation avec le sang, les sécrétions, les excrétions de cholériques, n'ont donné que des résultats négatifs ; par contre, quantité d'individus ont été atteints du choléra sans avoir jamais ni touché ni même vu de cholérique : la maladie n'est donc pas contagieuse. Mais d'autre part le choléra ne se montre jamais dans un endroit sans y avoir été importé d'une localité où il existe. L'histoire des diverses épidémies de choléra nous montre toujours le fléau suivant les grandes voies de communication, et quelquefois on peut suivre pas à pas, de village en village, l'extension de l'épidémie. La voie d'entrée, la fissure par laquelle le choléra a pénétré dans un pays, peut rester inconnue sans doute, mais il en est de même pour d'autres maladies, telles que la variole dont il est parfois difficile, sinon impossible, de suivre la propagation, mais dont personne n'admet la production spontanée.

Pareille chose se passe pour la fièvre typhoïde. Là non plus on n'observe pas de contagion de personne à personne, mais aussi, chaque fois qu'on a étudié à fond une épidémie de fièvre typhoïde, on en a trouvé l'origine dans la présence d'un typhique formant le point de départ, le foyer primitif de l'épidémie. On en pourrait dire autant de la dysenterie, de la fièvre jaune, de la peste.

Comment concilier ces deux faits ? Pour le choléra, Pettenkofer (1) a admis qu'il s'agissait d'un miasme transportable à de grandes distances. Mais alors il faudrait prouver que le choléra peut se transporter par l'intermédiaire

---

(1) *Zeitschr. f. Biol.*, 1872.

d'objets inanimés qui se sont chargés du miasme dans le pays où il est autochthone, et cette démonstration n'a jamais été faite ; bien plus, si cela était, il est certain, étant donné les relations commerciales si étendues avec l'Inde, que le choléra serait bien plus fréquent qu'il ne l'est.

Toutes ces difficultés trouvent au contraire leur complète explication dans l'hypothèse suivante : Au moment où l'agent infectieux quitte l'organisme où il s'est reproduit et multiplié, il n'est pas arrivé encore à son complet développement, soit qu'il ait été expulsé hors de l'organisme malade avant d'y être parvenu à parfaite maturation et qu'il ait besoin de trouver dans le milieu extérieur certaines conditions de température, d'humidité, etc., favorables pour se parfaire, soit qu'il présente normalement deux phases différentes dans son développement, l'une devant se passer dans l'organisme humain, l'autre à l'extérieur. Au moment où il est rejeté par l'individu malade, il est arrivé à un premier stade de développement ; à ce moment il n'est pas capable encore de se reproduire, quand il est transporté sur un autre sujet ; il ne le devient qu'après avoir séjourné hors du corps dans un terrain humide, riche en détritus organiques.

Pendant cette seconde phase de son évolution, il se fait également une multiplication considérable du poison, et c'est seulement après cette reproduction qu'arrivé sur un organisme humain il peut s'y développer, s'y multiplier et reproduire la maladie.

Cette hypothèse s'accorde avec ce que l'on sait sur le développement de certains parasites bien connus. Le tænia n'est pas non plus directement transmissible d'un homme à un autre ; il est obligé de subir en dehors du corps une nouvelle évolution qui donne lieu à un embryon de tænia, à un cysticerque ; et c'est seulement ce cysticerque qui, introduit dans le corps de l'homme, est apte à reproduire le tænia (Liebermeister). Elle se base aussi sur une analogie avec ce que l'on sait de l'évolution du bacille charbonneux. Dans le sang ou les sucs d'un animal vivant, ce bacille se multiplie rapidement par division ; dans le sang d'un animal mort ou dans un liquide nutritif à 36°, il se transforme en de très longs filaments, dans lesquels se développent à des intervalles réguliers des spores qui deviennent libres une fois que le filament s'est rompu. Or, tandis que les bacilles sont peu résistants et périssent après quelques semaines, quelles que soient les conditions favorables où ils sont placés, les spores restent longtemps fertiles. Le charbon peut donc bien être directement contagieux par l'intermédiaire des bacilles, mais ces épidémies cesseraient bientôt, s'il ne se développait, dans le sang et les organes de l'animal mort et enfoui dans le sol, des spores plus résistantes qui n'ont besoin que d'arriver sur un animal sain à travers une plaie superficielle pour se développer et reproduire le charbon (Samuel). L'analogie de ces faits est frappante avec ce que nous voyons se passer pour les maladies miasmatico-contagieuses. Mais il faut bien reconnaître qu'il ne s'agit là que d'une hypothèse, et qu'aucun fait d'observation n'est encore venu lui donner une réalité objective et dissiper toutes les ombres qui entourent encore l'étiologie de ces maladies.

CHAPITRE IV

CLASSIFICATION DES MALADIES INFECTIEUSES

Si, d'après tous les faits que nous venons d'étudier, nous cherchons maintenant à classer d'une façon scientifique les maladies infectieuses, nous verrons que la nature intime des agents infectieux ne nous est pas encore assez connue pour pouvoir nous fournir les bases de cette classification, et qu'un groupement fondé sur les effets tangibles des agents infectieux, sur l'importance ou l'étendue des lésions fonctionnelles ou organiques qu'ils déterminent, serait tout à fait arbitraire. L'origine de ces agents serait déjà un point de départ plus naturel, mais nous venons de voir que pour certaines maladies encore cette origine est entourée de bien des incertitudes.

Dans un travail récent, Rindfleisch (1) base sur l'adaptation de l'agent infectieux à l'organisme humain ou animal une classification qui nous semble actuellement la plus fondée.

Suivant le substratum sur lequel l'agent pathogène acquiert les qualités qui le rendent propre à envahir et à infecter l'organisme humain, Rindfleisch établit trois classes :

1° Certains agents habitent et se développent en dehors de l'homme, sur un sol riche en substances organiques mortes, humide, mais aéré, et de là peuvent accidentellement pénétrer dans l'organisme humain. Ils s'y multiplient, déterminent une maladie d'ordinaire fébrile, mais ne se retrouvent pas dans les excrétions du malade sous forme de spores susceptibles de germer. Ce sont les miasmes (malaria et ses variétés).

2° D'autres, de même que les miasmes, végètent en saprophytes sur un terrain nourricier, placé en dehors de l'homme ; de là, par l'intermédiaire de l'air, de l'eau, etc., ils peuvent aller infecter l'homme et produire en lui une affection

(1) *Éléments de pathologie,* traduit et annoté par J. Schmitt. Paris, J.-B. Baillière et fils, 1886, 1 vol. in-8

caractéristique ; dans l'organisme, ils subissent une multiplication rapide et se retrouvent dans les excrétions et les exhalaisons des malades, puis ils végètent de nouveau dans le milieu extérieur jusqu'au moment où ils retrouvent l'occasion d'infecter l'homme. Pour ces agents, le corps humain devient de plus en plus le lieu de prédilection et ils s'émancipent déjà du milieu extérieur : ce sont les miasmes-contages (dysenterie, fièvre jaune, choléra, fièvre typhoïde).

3° D'autres enfin n'ont plus besoin du milieu extérieur et sont d'autant plus liés au terrain animal ou humain. Ils s'y développent et produisent des germes qui, transplantés sur un sujet sain, mais en état de réceptivité, sont immédiatement capables de reproduire la maladie première : ce sont les contages. Ils se subdivisent en quatre groupes :

Le premier comprend les contages qui, pour leur parfait développement, exigent encore l'intervention de certaines influences telluriques, atmosphériques ou autres (suette, influenza, méningite cérébro-spinale, typhus exanthématique, typhus récurrent).

Le second renferme les contages qui primitivement se développent non pas dans l'organisme humain, mais sur les animaux ; les zoocontages se transmettent à l'homme par inoculation et déterminent chez lui une maladie un peu différente de celle de l'animal, mais assez caractéristique cependant pour qu'on ne puisse douter qu'il s'agit d'une même infection (charbon, morve, rage, actinomycose).

Dans le troisième groupe se placent les contages qui appartiennent tout d'abord à l'homme, mais qui peuvent à l'occasion être transportés sur certaines espèces animales par inoculation (fièvres traumatiques, érysipèle, septicémie, pyémie, diphthérie, tuberculose).

Au dernier groupe appartiennent les agents qui ne se rencontrent que dans l'espèce humaine, se refusent à se développer sur tout autre terrain, et ne se propagent que par transmission directe d'homme à homme (variole, scarlatine, rougeole, coqueluche et autres catarrhes contagieux, syphilis, lèpre).

CHAPITRE V

PHYSIOLOGIE PATHOLOGIQUE

DES

MALADIES INFECTIEUSES

Nous avons vu en étudiant les caractères qui leur sont propres que si, jusqu'à un certain point, les maladies infectieuses se rapprochent des intoxications, elles en diffèrent sous certains rapports, et tout particulièrement par ce caractère essentiel que les agents infectieux peuvent se reproduire et se multiplier indéfiniment. Cette propriété toute spéciale, nous ne pouvons la concevoir que par l'intervention d'un organisme vivant animal ou végétal. Aussi l'observons-nous d'une façon très marquée dans les maladies parasitaires. Ces maladies présentent du reste de grandes analogies avec les maladies infectieuses. Elles ont, comme ces dernières, une cause spécifique qui, si minime qu'elle soit, peut quelquefois produire des effets considérables (trichine) ; elles peuvent être endémiques (filaire de Médine), devenir en quelque sorte épidémiques ; le parasite qui leur donne naissance peut se transmettre directement d'homme à homme, comme les contages, ou venir d'un organisme animal ou végétal, de l'air, de l'eau, du sol ; mais d'une façon générale, si l'évolution de la maladie parasitaire.peut présenter divers stades en rapport avec l'évolution, la multiplication, la propagation des parasites, si même il existe quelquefois une véritable incubation, on n'y rencontre ni ce début brusque et le plus souvent fébrile, ni la cessation brusque des symptômes, qui constituent un des caractères les plus remarquables d'un si grand nombre de maladies infectieuses ; jamais surtout on n'y observe l'immunité que confère une première atteinte. Toutes ces différences ne permettent pas de classer simplement les maladies infectieuses dans le groupe des maladies parasitaires, ou du moins faut-il leur assigner dans l'histoire du parasitisme une place toute spéciale.

Les récherches modernes ont abouti, dans un certain nombre de maladies infectieuses, à y découvrir des micro-organismes que l'on a pu distinguer les uns des autres à l'aide de divers procédés de coloration et de culture, que l'on a pu isoler à l'état de pureté, et qui, inoculés à un animal sain, ont reproduit la maladie première, s'y sont multipliés et ont pu donner lieu à des inoculations successives en série : tels le bacillus anthracis dans le charbon, le bacille de Koch dans la tuberculose, le spirochaete d'Obermeier dans la fièvre récurrente, le micrococcus de Fehleisen dans l'érysipèle, etc. Pour d'autres maladies infectieuses, les recherches n'ont pas conduit à des résultats aussi concluants. On a décrit des micro-organismes spéciaux à telle ou telle affection, mais ou bien on n'est pas arrivé à les cultiver, ou bien l'inoculation des produits de culture n'a donné aucun résultat chez les animaux sur lesquels on expérimentait. Peut-être ces micro-organismes sont-ils vraiment pathogènes, mais ignore-t-on les conditions nécessaires à leur développement sur les terrains de culture ; d'autre part les échecs des inoculations ne peuvent-ils pas tenir uniquement à des différences de réceptivité, à l'immunité des espèces animales pour un grand nombre de maladies infectieuses de l'homme? Toujours est-il qu'il y a là des desiderata qui ne nous permettent pas une conclusion positive; pour n'en citer que quelques exemples : le micrococcus de la diphthérie, le bacille de la lèpre, le bacille de la syphilis, le gonococcus de la blennorrhagie, le bacille de la fièvre typhoïde, celui du choléra, etc. Pour d'autres maladies enfin, les fièvres éruptives, par exemple, nos connaissances sont encore plus restreintes, et les microbes qu'on y a décrits ne sont ni assez constants ni assez caractéristiques pour nous permettre aucune affirmation.

Nous avons déjà étudié tous ces faits en détail précédemment (Voy. p. 149) : bornons-nous à rappeler ces quelques données générales et, nous basant sur les faits les plus positifs, demandons-nous comment ces parasites doivent agir pour expliquer les particularités caractéristiques des maladies infectieuses. Les micro-organismes ont-ils un rôle purement mécanique, ne font-ils qu'enlever à l'économie les éléments indispensables à leur nutrition et à leur reproduction, comme les parasites ordinaires, ou déterminent-ils dans l'organisme certaines modications, certaines décompositions chimiques, à la manière des ferments? sécrètent-ils quelque poison qui donne lieu à une véritable intoxication, ou bien ne sont-ils que les vecteurs d'un toxique dont ils se sont chargés ailleurs? Questions délicates que nous n'avons pas la prétention de vouloir résoudre toutes, mais dont quelques-unes du moins peuvent être tranchées d'une façon relativement satisfaisante.

On pourrait admettre que les micro-organismes pathogènes arrivés dans l'économie et s'y multipliant compriment les tissus par leur masse; qu'entraînés de côté et d'autre par la circulation ils s'arrêtent dans les capillaires, oblitèrent les vaisseaux par embolie, y produisent des phénomènes de stase ou de congestion; qu'ils agissent sur les fibres nerveuses en les excitant ou en les paralysant d'une façon purement mécanique. Mais cette action, que l'on observe souvent pour les végétaux parasitaires, n'a jamais pu être démontrée d'une façon positive dans aucune maladie infectieuse; si l'on songe à l'infinie petitesse de ces agents, comparés même aux globules sanguins; si l'on songe qu'il en faudrait une quantité considérable pour produire de pareils effets, on voit qu'il

serait bien moins difficile de les découvrir, s'ils
étaient réunis en aussi grande masse. Et sans
nier que ces effets puissent s'observer dans quelques cas, que certains abcès miliaires des reins,
du foie, des poumons, etc., puissent résulter de
l'irritation que détermine leur présence dans les
tissus où ils s'accumulent, il est bien certain que
cette action mécanique est insuffisante à expliquer les symptômes des maladies infectieuses
et qu'elle n'a qu'une part bien faible dans le
processus auquel ils donnent naissance.

On ne saurait davantage expliquer l'action des
micro-organismes en admettant qu'ils ne font
qu'enlever à l'économie les éléments dont ils
ont besoin pour se nourrir et se multiplier.
Comme tous les autres organismes, les agents
des maladies infectieuses ont besoin d'une certaine quantité d'oxygène, d'eau, de sels, d'albumine, pour les besoins de leur nutrition. Mais,
si leur action se bornait à soustraire quelques-
uns de ces éléments, il est bien certain que l'organisme qui supporte si facilement des hémor-
rhagies considérables aurait bien vite réparé les
pertes qu'il aurait pu subir ainsi. Si les bacilles
charbonneux absorbent des quantités considérables d'oxygène, surtout pour leur multiplica-

tion, cette multiplication et cette absorption d'oxygène ne sont pas l'affaire d'un instant, et quelques respirations en plus suffiraient à compenser les pertes subies, si toutefois les globules étaient sains. D'ailleurs, peu d'heures après l'inoculation, les symptômes généraux sont déjà marqués, et cependant les bacilles n'existent encore qu'en petit nombre dans le sang, à tel point qu'il faut quelquefois faire des examens répétés pour arriver à en trouver un seul. Les bacilles n'ont donc pas produit à ce moment les symptômes par leur nombre seul. Et même peu avant la mort, alors que toutes les manifestations du charbon sont à leur apogée, si dans quelques espèces animales le nombre des bacilles est si considérable qu'il atteint celui des globules sanguins, il en est d'autres (cobayes, lapins, souris) où ils sont si rares que c'est à peine si l'on en trouve un ou deux çà et là. Nous pouvons en dire autant de la tuberculose, de la morve, etc. ; les nodules tuberculeux ou morveux ne renferment quelquefois qu'un très-petit nombre de bacilles, tandis que d'autres, ni plus ni moins avancés, en contiennent des quantités très considérables. La maladie produite par les organismes pathogènes n'est donc pas due à l'action directe de leur nombre ; ceux-ci n'agissent que par suite des modifications chimiques qu'ils produisent dans le sang ou les tissus.

Hors de l'économie, nous assistons souvent à des processus semblables de la part des organismes agents de la putréfaction ou surtout de la fermentation. Dans la fermentation alcoolique, un organisme-ferment (*saccharomyces cerevisiæ*) transforme le sucre en alcool et acide carbonique, avec production d'une petite quantité de glycérine et d'acide succinique. Formée de cellules analogues à celles des autres plantes, la levure a besoin comme elles, pour son développement et sa multiplication, d'oxygène, d'hydrogène, d'azote, de carbone, et, en fait de minéraux, de potasse et d'acide phosphorique. En empruntant et s'assimilant quelques molécules de carbone et d'hydrogène, elle détermine la décomposition du sucre et sa transformation en alcool. Dans les conditions favorables, le ferment alcoolique peut ainsi subir une multiplication dont on ne peut presque pas se faire une idée. Mais aussi il ne suffit pas que la levure trouve dans le liquide tous les éléments nutritifs qui lui sont nécessaires, il faut encore que ces éléments soient susceptibles d'être absorbés ;

quelque nécessaire que lui soit l'azote de l'albumine, l'albumine de l'œuf et d'autres substances albuminoïdes, telles que la créatine, la créatinine, l'asparagine n'ont pour elle aucune valeur nutritive, leurs caractères osmotiques ne leur permettent pas de traverser la membrane cellulaire de la levure. Le même liquide sucré qui avec le saccharomyces cerevisiæ subit la fermentation alcoolique subira avec le ferment lactique la fermentation lactique, etc. D'autres ferments produisent d'autres transformations.

Mais, dira-t-on, est-il nécessaire d'admettre pour cela un ferment figuré et les ferments chimiques, les ferments solubles, n'arriveraient-ils pas au même résultat ? Les agents infectieux ne seraient-ils pas simplement des ferments solubles formés par l'organisme et capables de continuer leur action, même une fois qu'ils ont quitté l'économie ? Plusieurs de ces ferments, diastase, émulsine, pepsine, peuvent se produire dans l'organisme à l'état physiologique, pourquoi ne s'en produirait-il pas d'autres à l'état pathologique ? Cette hypothèse n'expliquerait pas un certain nombre de caractères des maladies infectieuses. Et d'abord un ferment soluble ne saurait se multiplier dans l'organisme.

Quelle que soit la quantité d'albumine que la pepsine puisse transformer en peptone, elle ne saurait reproduire sa propre masse. Aucun ferment soluble ne saurait, à l'égal du contage de la variole, par exemple, se développer et se multiplier dans tous les tissus. L'hypothèse d'un ferment soluble n'expliquerait pas non plus la période d'incubation si remarquable dans les maladies contagieuses. Dès que la pepsine se trouve en état d'agir, elle commence les transformations qui lui sont propres. D'ailleurs, jamais on n'a pu constater la production de pareils ferments dans un organisme malade; si dans une suppuration, une inflammation, une néoplasie, il pouvait se produire spontanément dans certaines conditions du pus variolique, syphilitique ou morveux, le fait n'eût certes pas échappé à l'observation. Enfin pour un certain nombre de maladies infectieuses on a pu démontrer d'une façon péremptoire l'existence d'un ferment figuré comme cause de la maladie. Les mêmes raisons nous font rejeter une hypothèse souvent reproduite, et suivant laquelle les bactéries que l'on observe dans un certain nombre de maladies ne sont que les vecteurs, les propagateurs d'un poison produit ailleurs (Leplat et Gaillard, Richardson, Onimus, Oersted, Billroth).

Une autre hypothèse qui a également de nombreux partisans, admet que l'agent infec-tieux est non le micro-organisme lui-même , mais un ferment soluble sécrété par celui-ci, de même qu'il y a un ferment soluble sécrété par la levure de bière. C'est à propos de la septicé-mie surtout que cette opinion fut défendue par Bergmann, qui d'abord, partisan de la non-in-tervention des micro-organismes dans la septi-cémie, admet aujourd'hui que la sepsine est un véritable produit de sécrétion des microbes « comme l'ergotine est le résultat du claviceps purpurea. »

Quoi qu'il en soit, que les micro-organismes agissent directement, en produisant des modifi-cations chimiques dans le sang et les tissus, ou qu'ils élaborent un ferment soluble, un poison spécial qui produit la maladie, l'intervention du micro-organisme est nécessaire dans les deux cas.

Ce qui nous amène à cette définition de la ma-ladie infectieuse : par maladies infectieuses, il faut entendre celles pour lesquelles nous savons ou du moins nous présumons qu'elles sont dues à des micro-organismes parasitaires, agissant probablement à la façon des ferments figurés. Cette définition justifie et explique la dénomination de maladies zymotiques donnée aux maladies infectieuses.

La théorie des ferments parasitaires rend-elle compte des divers caractères que nous avons trouvés aux maladies infectieuses ? La multiplication de l'agent infectieux ne peut plus nous surprendre, si nous nous rappelons la puissance presque illimitée de multiplication des ferments figurés, de la levure, par exemple, quand elle trouve les conditions favorables à sa reproduction. Dans certaines fabriques, un peu de levure distribuée dans des vases où elle trouve les éléments les plus propres à sa multiplication arrive au bout de 24 heures à en produire près de 100 quintaux, et l'on a calculé que dans des conditions favorables, une seule cellule de saccharomyces arrive à en produire 50 milliards. Si l'on songe d'autre part au nombre si considérable des espèces de schizomycètes, on comprendra facilement que certaines d'entre elles puissent être la cause spécifique de telle ou telle maladie infectieuse ; qu'arrivées du monde extérieur elles puissent se transplanter sur un organisme où elles trouvent des éléments nécessaires à leur vie et à leur reproduction, ou même que, dans ces conditions favorables, elles puissent s'acclimater sur leur nouveau terrain, y subir certaines modifications de forme, de contenu, etc., que l'hérédité rend plus constantes encore, et qu'ainsi affranchies de toute attache avec le milieu extérieur, elles ne puissent plus se développer d'une façon active que dans l'organisme vivant et devenir ainsi des contages. Accommodation, modification, variation, hérédité, tout cela nous explique comment ces agents parasitaires, primitivement indifférents, ont fini par s'acclimater sur l'homme et à devenir spécifiques; cette même hypothèse nous rend compte également de la genèse des maladies infectieuses.

Il est plus difficile de s'expliquer la prédisposition ou l'immunité de certaines espèces animales et chez l'homme l'immunité congénitale, constante ou passagère, et l'immunité acquise pour un temps plus ou moins long à la suite d'une première atteinte.

A quoi tient cette immunité qui, nous l'avons vu, ne se rencontre au même degré pour aucune autre cause morbifique? Si, en effet, par suite d'un rapport constant entre l'absorption et l'élimination, par suite de l'habitude et de l'accoutumance, certains sujets arrivent à consommer impunément des quantités de toxiques qui chez d'autres détermineraient rapidement des accidents d'empoisonnement, ce n'est pas là une immunité véritable, car elle cesse dès que l'on force la dose du poison; si certaines espèces animales sont réfractaires à certains toxiques (belladone), on ne voit pas dans la même espèce certains individus être réfractaires, alors que d'autres ont une réceptivité complète. Je le répète, cette immunité si fréquente de certains sujets, immunité constante ou passagère, l'immunité surtout qui résulte d'une première atteinte, est un fait sans analogue dans l'histoire des intoxications. A quoi tient-elle? Il ne saurait être question évidemment d'une immunité purement locale, c'est-à-dire due à ce que les agents pathogènes trouveraient à la surface du corps un obstacle à leur pénétration dans l'organisme, quand nous voyons, par exemple, les nourrissons réfractaires à la scarlatine, certains enfants indemnes pendant une épidémie de rougeole, contracter la maladie quelque temps plus tard; en tous cas, il ne s'agit pas d'une affaire purement locale dans l'immunité que se confèrent l'une vis-à-vis de l'autre la variole et la vaccine. Cette immunité doit donc résider dans certaines propriétés particulières du sang ou des liquides de l'économie. Faut-il admettre que les micro-organismes ne trouvent pas dans l'économie les substances nécessaires à leur développement ? Mais l'oxygène, le sucre, l'albumine, les sels dont ils ont besoin, existent en quantité considérable dans l'économie. Ils y trouvent également une température propice à leur développement. Seuls les spirochaetes de la fièvre récurrente et les agents de la fièvre intermittente semblent détruits par l'exacerbation thermique qu'ils ont produite, laissant derrière eux des spores plus résistantes qui peuvent de nouveau se développer, reproduire les formes adultes, et périssent à leur tour pendant l'accès suivant. Peut-on penser, avec les partisans de la théorie ancienne de l'épuisement, que, pendant une première atteinte, les micro-organismes, en se développant dans l'économie, auraient consumé ou détruit quelque composé chimique nécessaire à leur vie, de telle sorte qu'une fois ce composé détruit ou absorbé, ils ne puissent plus continuer à vivre, que la maladie s'arrête et que, grâce à l'absence de ce composé, une nouvelle infection par les mêmes organismes soit devenue impossible ? La question se ramènerait à la relation du saccharomyces avec la fermentation alcoolique. Tant qu'une solution contient du sucre, les saccharomyces peuvent s'y multiplier, mais, une fois tout le sucre disparu, transformé, la fermentation s'arrête ; le milieu étant épuisé, l'introduction d'une nouvelle quantité de saccharomyces ne donne plus lieu à aucun phénomène. Mais, outre qu'il serait difficile de comprendre comment dans quelques pustules vaccinales pourraient être absorbés tous les éléments qui suffiraient à la production de milliers de pustules varioliques, il est impossible de comparer le milieu organique à un milieu inerte. Les échanges incessants qui se passent dans le sang n'auraient-ils pas reproduit bientôt ou du moins en quelques années ce composé chimique indispensable, alors que l'on voit le sang et les sucs nourriciers se renouveler si facilement et si rapidement après une saignée ? Et encore l'explication proposée ne s'adresserait qu'à l'immunité acquise par une atteinte antérieure ; comment l'appliquer aux sujets qui pendant toute leur vie sont réfractaires à la variole, à la scarlatine ? Faudrait-il admettre qu'ils n'ont jamais possédé ces éléments organiques qui, chez d'autres, font partie intégrante de leur organisation ? Et pour ceux qui, réfractaires hier, sont atteints aujourd'hui, faut-il admettre que du jour au lendemain ces composés ont pu se produire ? Poser la question, c'est montrer l'imperfection d'une théorie que condamnent d'ailleurs des expériences positives : « un bœuf inoculé avec le sang d'un cochon d'Inde mort du charbon contracte la maladie qui, bien que n'étant pas toujours fatale, est cependant très grave ; l'animal recouvre la santé et, pour un temps du moins, est protégé contre une nouvelle atteinte. Mais rien ne prouve que, si l'on faisait une infusion des tissus de cet animal, le bacille du charbon ne s'y développerait pas en abondance, puisqu'il croît dans presque toutes les matières qui contiennent une trace de substance protéique. De même, quand on fait une infusion des tissus d'un cochon d'Inde, d'une souris ou d'un lapin, et qu'on s'en sert comme de milieu nutritif pour y cultiver le bacille du charbon, celui-ci s'y développe admirablement ; il en est de même en ce qui concerne la peste du porc » (Klein)(1).

(1) *Microbes et maladies,* trad. Fabre-Domergue, 1885.

Il n'y a donc pas de raison pour admettre que, après une invasion de la maladie, le sang et les tissus deviennent un terrain défavorable à une seconde atteinte, grâce à l'épuisement de quelque composé chimique nécessaire.

Faut-il admettre, au contraire, avec Klebs, que les organismes, en se multipliant dans l'économie, produisent quelque substance chimique qui agisse comme un poison contre une nouvelle invasion du même organisme (théorie de l'antidote), ou qu'avant toute maladie il existe dans le sang quelque substance chimique qui empêche le développement de certains schyzomycètes; qui, présente chez certains sujets, peut manquer chez d'autres; qui peut se former à certains moments et disparaître plus tard? Ne s'agit-il que de propriétés endosmotiques, variables suivant les individus et les circonstances, des éléments nutritifs mis à la disposition des parasites? Ces dernières hypothèses nous semblent les plus admissibles, étant donné ce que nous connaissons sur l'histoire de diverses fermentations. De l'eau contenant une faible quantité de chaux peut troubler la fermentation alcoolique. Certaines espèces d'albumine n'ont pour les saccharomyces aucune propriété nutritive

(Pasteur), etc. De même certaines différences de l'échange moléculaire, qui échappent à l'analyse histologique ou chimique la plus minutieuse, peuvent exister entre herbivores et carnivores, entre animaux et hommes, entre hommes et chez le même homme suivant le moment; elles peuvent résulter du fait d'une première atteinte ou de l'acclimatement, entraver ou favoriser l'évolution de certains ferments pathologiques et nous expliquer cette immunité ou cette réceptivité variable suivant les cas, et sur laquelle nous avons dû nous appesantir plus longuement, parce qu'à elle seule, elle est presque une démonstration de ce fait que les maladies infectieuses sont engendrées par des parasites agissant à la façon des ferments.

Cette discussion un peu longue peut paraître oiseuse, et cependant elle me semble avoir son importance. Depuis un certain nombre d'années, des hommes de la plus haute valeur, des savants du plus grand mérite, ont consacré tous leurs soins à l'étude des micro-organismes; des résultats brillants ont déjà couronné leurs efforts, et il est permis d'espérer que, dans un temps relativement court, nous connaîtrons pour chaque maladie infectieuse l'organisme qui lui donne naissance. Mais alors même le problème ne sera pas résolu et la physiologie patholo-gique de la maladie zymotique ne sera pas faite, il restera une inconnue de la plus haute impor-tance. L'organisme pathogène, quelque cons-tant, quelque caractéristique qu'il puisse être, n'est pas dans son action indépendant de l'or-ganisme sur leqúel il se développe; les deux organismes ne sauraient être isolés l'un de l'au-tre. Que la modification du sang ou des sucs de l'économie soit produite par la présence et le développement des organismes pathogènes aussi réellement que dans la fermentation alcoolique, l'alcool résulte de la décomposition que le sac-charomyces fait subir au sucre, ou bien que l'or-ganisme pathogène élabore un produit spécial qui agisse sur les sucs de l'économie, il est cer-tain que ces modifications ont leur importance et constituent une des données capitales du problème. La récente communication de M. le professeur |Gautier à l'Académie de médecine (Voy. p. 154) et la savante discussion qu'elle a soulevée, démontrent bien tout l'intérêt qui s'attache à cette partie de la question.

CHAPITRE VI

PRONOSTIC ET DIAGNOSTIC

DES

MALADIES INFECTIEUSES

Il nous est parfaitement impossible de formuler, sur le pronostic des maladies zymotiques, aucune règle générale. Et, en effet, ce pronostic est essentiellement variable suivant les cas, très bénin parfois, d'autres fois, rapidement fatal; il varie suivant que la maladie zymotique reste locale, bornée à un seul organe, sans envahir le reste de l'économie, ou qu'au contraire elle est généralisée et que l'infection est complète; pour la même maladie, il change suivant les caractères de l'épidémie, suivant le sujet atteint; en un mot, c'est le pronostic de chaque maladie zymotique en particulier plutôt qu'un pronostic général qu'il importe de connaître.

Quant au diagnostic, il ressort en partie de ce que nous avons déjà étudié : aussi serons-nous bref sur ce point. Étant donné une maladie, doit-elle entrer dans la classe des maladies infectieuses? et parmi celles-ci, à quel groupe faut-il la rattacher? Nous l'avons vu, la liste si longue déjà des maladies zymotiques n'est encore qu'une liste provisoire : certaines maladies qui n'y figurent pas encore y seront peut-être portées un jour, d'autres qui s'y trouvent sont peut-être destinées à en être effacées. Leur caractère essentiel réside dans la cause qui leur donne naissance ; c'est le parasite agissant à la façon d'un ferment figuré qui leur imprime leur cachet spécial ; si les autres caractères ont leur importance, celui-ci prime tous les autres, et seul il est capable de nous donner une certitude complète sur la nature infectieuse d'une maladie donnée. L'activité si considérable qui règne dans la bactériologie nous permettra bientôt peut-être de donner une liste définitive ; que si même, pour certaines d'entre elles, l'agent causal échappait à nos investigations, il suffirait, pour nous autoriser à l'ajouter à la liste bactérienne, qu'une maladie montrât qu'elle répond à la définition que nous avons donnée de l'infection, c'est-à-dire que le poison qui la produit a la faculté, placé dans des conditions favorables, de se reproduire et de se multiplier.

C'est ensuite l'étude attentive du mode d'origine et de propagation de la maladie qui nous permettra de la ranger dans l'un des groupes que nous avons établis, parmi les maladies purement contagieuses ou purement miasmatiques, ou à la fois miasmatiques et contagieuses. Problème souvent long et difficile, mais dont l'importance ne saurait nous échapper, car c'est de sa solution que doit dépendre en partie notre intervention thérapeutique.

CHAPITRE VII

CONSIDÉRATIONS THÉRAPEUTIQUES GÉNÉRALES SUR LES MALADIES ZYMOTIQUES

La thérapeutique des maladies zymotiques a pour but : 1º d'empêcher la production des agents infectieux; 2º de les détruire une fois qu'ils sont produits et avant qu'ils aient atteint l'organisme; 3º d'en neutraliser les effets dans l'économie, et 4º d'en empêcher la propagation.

Ce ne sont là évidemment encore que des indications générales : les détails peuvent varier suivant chacune des maladies qui rentrent dans notre sujet.

1º *Empêcher la production des agents infectieux*, c'est-à-dire modifier les conditions dans lesquelles ils prennent naissance. Cette indication s'adresse tout particulièrement à certains agents qui végètent et se reproduisent hors de l'organisme, mais dont la production ou du moins la multiplication dépend de certaines conditions extérieures spéciales : tels sont les miasmes, les agents septiques, les miasmes-contages. Malheureusement pour le plus grand nombre de ces agents, nous ne savons pas assez bien les modifications telluriques, atmosphériques ou autres, qui peuvent arrêter ou favoriser leur développement; mais pour quelques-uns du moins ces conditions ont été suffisamment étudiées pour nous encourager dans cette voie. De même que la suppression ou la transformation des marais a réussi dans certains pays à supprimer le miasme paludéen qui y avait élu domicile, de même que dans son berceau la peste a presque entièrement disparu depuis que l'on a propagé et appliqué avec rigueur en Égypte les mesures hygiéniques et sanitaires, surtout au point de vue des inhumations, de même l'hygiène privée et publique pourrait sans doute, par des travaux de desséchement, de canalisation, de terrassement, de drainage, de reboisement, etc., par des soins de propreté plus minutieux et plus complets sur les personnes, dans les habitations, etc., modifier les conditions qui favorisent le développement et la multiplication des miasmes et empêcher certains pays de contituer les foyers endémiques de bien des maladies zymotiques. Est-ce à ces mesures d'hygiène plus générales et mieux entendues qu'il faut attribuer la disparition d'un grand nombre de maladies autrefois épidémiques, telles que la peste noire, la maladie cardiaque, la suette anglaise? est-ce à ces précautions qu'il faut attribuer la bénignité de la syphilis de nos jours comparée à ce qu'elle était aux temps de Jean de Vigo et de Bérenger de Carpi? ou bien les miasmes et les contages obéissent-ils à cette grande loi qui régit tous les êtres vivants et qui veut qu'après avoir paru sur notre globe et y avoir acquis peu à peu leur maximum de puissance, ils se mettent de nouveau à dégénérer pour disparaître comme ils s'étaient montrés (Anglada)? Cette hypothèse, si plausible qu'elle soit, ne nous permet pas de rester inactifs et de nous borner au rôle de spectateurs muets et impuissants des fléaux qui déciment l'humanité; en attendant que le temps fasse son œuvre, l'homme a le devoir d'opposer toutes les ressources de l'hygiène à combattre dans leurs foyers originels les agents infectieux,

en modifiant les conditions telluriques, atmosphériques ou autres, qui leur permettent de
se multiplier, et en supprimant toutes les
causes d'insalubrité qui entretiennent leur vitalité.

2° *Détruire les agents infectieux* une fois
qu'ils existent avant qu'ils aient pu atteindre un
organisme sain. Pour certaines maladies zymotiques, les maladies contagieuses particulièrement, le principe infectieux, reproduit dans
l'organisme lui-même, se transmet sans cesse
d'un individu à l'autre pour s'y reproduire encore ; pour d'autres, il est rejeté au dehors et
passe dans le milieu extérieur par une série de
transformations avant de pouvoir à nouveau
infecter un organisme sain. C'est pendant ce
temps de passage, pendant cette période intermédiaire de son développement, qu'il faut le
. détruire ; c'est dans l'air où il est suspendu, dans
les objets inanimés auxquels il est fixé, dans
les déjections par l'intermédiaire desquelles il
vicie l'air, le sol et les eaux, qu'il faut l'atteindre
et l'anéantir, et c'est ce rôle qui revient à la désinfection. Cette question, une des plus importantes de la thérapeutique, exigerait des développements qu'il nous est impossible de lui

donner dans cet ouvrage (1). Ici les règles à suivre sont excessivement variables : Détruire par le feu, quand ils ont peu de valeur, les objets qui ont servi au malade ou qui peuvent transporter le germe infectieux ; détruire de même les animaux et pour certaines zoonoses les cadavres d'animaux qui renferment le virus ; soumettre les linges, la literie, etc., à une forte température sèche, température suffisante pour détruire non seulement les micro-organismes adultes, mais encore les spores qu'ils peuvent laisser après eux et qui ont une résistance plus grande. L'ébullition de l'eau d'alimentation est un moyen précieux de priver ce liquide des germes qu'il peut contenir, mais il faut ensuite par une aération convenable y faire redissoudre une certaine quantité d'oxygène et d'acide carbonique. Alors seulement il faudra employer les désinfectants pour anéantir dans l'air, les vêtements, les déjections, les objets divers, les germes qui peuvent encore s'y trouver.

3° *Neutraliser les effets des agents infectieux.* — Nous pourrons le tenter par deux

(1) Voy. Z. Roussin, art. DÉSINFECTANTS in *Nouveau Dictionnaire de médecine et de chirurgie pratiques.* T. XI, pp. 224 et suiv.

ordres de moyens, soit en préparant l'organisme
à n'en pas subir les atteintes, soit en annihilant
dans l'économie les agents morbides avant qu'ils
aient commencé à agir. Nous avons vu qu'il
existe normalement pour toutes les maladies
zymotiques certaines conditions spéciales qui
augmentent ou diminuent la prédisposition, qui
peuvent même conférer une immunité plus ou
moins durable et complète. C'est à diminuer la
prédisposition et à acquérir cette immunité que
doivent tendre nos efforts. Nous savons que,
pour la plupart des maladies infectieuses, ce sont
les sujets faibles, débilités, démoralisés, acca-
blés par les tristesses physiques ou morales,
soumis à l'encombrement ou souffrant de la
famine, qui payent le tribut le plus considérable.
Faire cesser ces causes prédisposantes par une
hygiène bien entendue, par des soins de propreté
extrême, par une alimentation réconfortante,
éviter toute sorte d'excès, maintenir l'intégrité
la plus parfaite du tégument externe, telles sont,
en quelques mots, les précautions hygiéniques
qui peuvent diminuer la réceptivité. C'est à conférer l'immunité que tendent la vaccination et la
revaccination, que tendaient autrefois les inoculations préventives, que tend encore cette in-

génieuse méthode d'atténuation des virus qui a déjà donné entre les mains de Pasteur et de ses élèves de si remarquables résultats et qui permet d'en attendre de plus beaux encore.

Une fois que l'agent infectieux a atteint l'organisme, de nouveaux moyens doivent être mis en œuvre. Quelquefois il est possible de l'atteindre sur le seuil de l'économie avant qu'il ait eu le temps de se propager et de produire l'infection générale. C'est ainsi que la cautérisation et l'excision des abcès morveux, la destruction de la pustule maligne, la cautérisation profonde et immédiate de la morsure d'un chien enragé, la destruction des fausses membranes diphthéritiques, peuvent anéantir l'agent infectieux sur place avant qu'il ait eu le temps d'être absorbé. Malheureusement, à part quelques cas tout spéciaux, la première manifestation apparente de la maladie est déjà l'indice d'une infection générale, et les résultats négatifs auxquels a donné lieu une pratique bien vantée il y a quelques années, l'excision du chancre syphilitique, nous montrent que trop souvent cette action préventive n'est qu'illusoire.

Puis, quand la pénétration, l'absorption, l'infection, sont produites, il faut encore essayer de détruire dans le sang et les tissus les agents pathogènes, afin de limiter leur action aux désordres produits et d'empêcher leurs manifestations ultérieures. C'est là le rôle de la médication antizymotique. Mais, pour arriver à ce résultat, il faudrait connaître pour chaque maladie la nature du parasite, les conditions de sa vie et de son développement, et connaître pour chacun d'eux l'antidote qui peut enrayer son activité et son évolution. Trouverons-nous pour chaque maladie le médicament antimycétique qui lui convient, comme nous avons trouvé le sulfate de quinine pour la fièvre intermittente, le mercure pour la syphilis? C'est là une des nombreuses tâches qui incombent à la thérapeutique contemporaine; nous en sommes encore à la période des recherches et des tâtonnements. Parmi les médicaments employés dans ce but, citons seulement : l'acide phénique, l'acide borique, l'acide salicylique, l'iode, l'eucalyptol, l'acide benzoïque, la créosote, la résorcine, le sublimé.

4° *Empêcher la maladie de se propager.* — Nous avons vu que certaines maladies essentiellement contagieuses se propagent plus ou moins facilement d'un sujet à l'autre; que d'autres, habituellement endémiques, peuvent à certains moments s'étendre au delà de leur foyer primitif et donner lieu à des épidémies plus ou moins violentes; c'est à empêcher cette propagation que se rattachent les plus grandes, les plus délicates, mais aussi les plus difficiles questions de l'hygiène publique.

Pour les maladies qui ne se propagent que par contagion directe, telles que la blennorrhagie, la syphilis, etc., l'isolement complet des malades atteints suffirait pour éteindre la maladie. Mais il est inutile de montrer combien une pareille mesure, si complètement efficace en théorie, devient difficilement applicable en pratique; les règlements de police sanitaire ont pu diminuer le mal, sans être arrivés à l'arrêter. D'autres maladies se propagent par l'air, les eaux, les objets qui ont touché le malade; c'est encore l'isolement du malade, la désinfection de l'air qui l'environne, la désinfection des objets qui lui ont servi, l'exécution plus rigoureuse des règlements de grande et de petite voirie, la visite des logements insalubres, la surveillance des égouts, l'interdiction des puits contaminés par des déjections, etc., qui pourront empêcher la transmission, la propagation des maladies infectieuses. Toutes ces mesures doivent être exécutées avec plus ou moins de rigueur, selon les maladies : l'isolement complet d'un scarlatineux s'impose ; l'isolement d'un typhoïdique peut être moins sévère, mais c'est encore l'isolement des déjections qui devra tout particulièrement attirer l'attention.

Certaines maladies spéciales, la septicémie, le typhus, l'ophthalmie purulente exigent, pour arrêter la propagation de l'infection dans une école, un hôpital, un camp, la dissémination rapide des malades ; il semble que la dose toxique nécessaire pour produire la maladie ne s'obtienne que par suite de l'accumulation, de l'encombrement d'un grand nombre de malades dans un même local, et que la dissémination, en éparpillant les germes, rende les sujets moins aptes à contracter la maladie.

D'autres maladies, habituellement confinées dans leur foyer d'origine, ne vont que par moments s'étendre à des contrées plus ou moins éloignées et infecter nos pays ; il faut alors enfermer les germes dans leurs foyers et les empêcher d'aborder sur nos côtes ; c'est là le but de l'hygiène internationale et des conventions par lesquelles les pays civilisés se sont efforcés de se soustraire à l'invasion des épidémies. On a institué des médecins sanitaires chargés d'étudier dans leurs foyers les maladies infectieuses exotiques et qui doivent être « les rouages intelligents d'un système d'enquête permanente et de positive information sur tout ce qui intéresse le régime sanitaire international (1)» (Michel Lévy). On a réglementé l'institution des quarantaines, réorganisé le service des lazarets, formé des cordons sanitaires destinés à isoler les endroits contaminés et à arrêter la marche envahissante des maladies une fois qu'elles ont fait invasion dans le pays.

On peut jusqu'à un certain point discuter les détails de cette organisation, leur refuser en pratique l'efficacité que l'on avait espéré en retirer; on a pu se laisser aller quelquefois à des rigueurs exagérées, à des mesures contradictoires ou inutiles, mais on ne saurait nier à ces mesures le mérite incontestable d'avoir, par des constatations de l'état hygiénique des bâtiments en partance, de leur cargaison, par l'assainissement des navires, l'examen de la qualité des vivres, des

(1) *Traité d'hygiène publique et privée,* 6ᵉ édition. Paris, J.-B. Baillière, 1879, 2 vol. in-8. — Voy. aussi : Arnould, *Nouveaux éléments d'hygiène.*

boissons, des vêtements des matelots, fondé l'hygiène navale, de nous avoir donné sur les maladies épidémiques des connaissances inconnues jusque-là et d'avoir dans certains cas évité à nos pays des malheurs irréparables.

Nous n'avons pu donner ici que d'une façon très superficielle l'indication des mesures à prendre vis-à-vis des maladies zymotiques; en présence de problèmes aussi divers nous ne saurions formuler aucune règle générale.

FIN

TABLE DES MATIÈRES

PREMIÈRE PARTIE

LES MICROBES

DEUXIÈME PARTIE

LES MALADIES ZYMOTIQUES

IMPRIMERIE ÉMILE COLIN, A SAINT-GERMAIN

www.ingramcontent.com/pod-product-compliance
Lightning Source LLC
LaVergne TN
LVHW012332100925
820762LV00037B/2192